CONJECTURES

SUR

L'ÉLECTRICITÉ

MÉDICALE,

Avec des Recherches fur la Colique Métallique.

Par J. J. GARDANE, *Cenfeur Royal*, *Docteur-Régent de la Faculté de Medecine de Paris, Medecin de Montpellier, de la Société Royale des Sciences de cette même Ville, & de celle de Nancy.*

Per mezzo di tali irritazioni fi promovono dall'arte noftra nel corpo umano falutari mutazioni. Saverio. Manetti annotaz. &c.

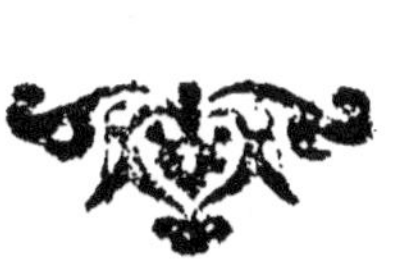

A PARIS,

Chez la Veuve D'HOURY, Imprim. Lib. de Mgr le Duc d'Orleans, rue Saint Séverin, près la rue Saint Jacques.

M. DCC. LXVIII.

Avec Approbation & Privilége du Roi.

A MONSIEUR

DE SARTINE,

CONSEILLER D'ÉTAT,

Lieutenant Général de Police, &c.

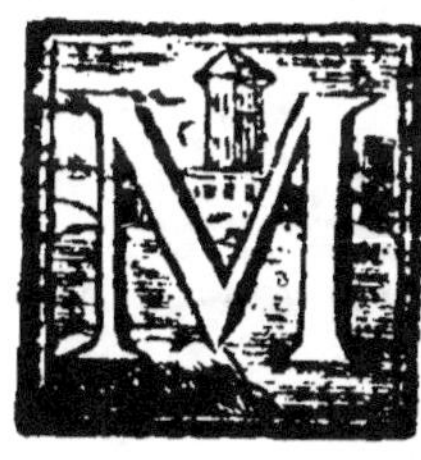ONSIEUR,

S'il me falloit des Titres pour vous dédier cet Ouvrage, loin de me repandre en vains Éloges, je rappellerois plutôt ici ce que vous faites tous les jours pour assurer la vie & le repos des Citoyens. De prompts secours distribués par vos soins dans tous les Quartiers de *Paris* contre les *Incendies*; les *Rues* de la *Capitale* devenues plus sures de nuit & de jour; des *Prix* accordés à ceux qui devoient trouver la meilleure manière d'éclairer cette immense *Ville*; des *Ecoles* de *Dessin* ouvertes gratuitement à la *Jeunesse*, voilà quels seroient les justes motifs de mon admiration & de mon hommage.

Mais j'essaye de donner de la vogue à des remèdes beaucoup trop négligés, mon but est sur tout de les rendre plus particulierement utiles aux *Artistes*; Vous êtes le Protecteur des *Arts*, c'en est assez pour que cette production ait le droit de paroître sous vos auspices.

Je suis avec un profond respect,

MONSIEUR,

Votre très-humble &
très-obéissant serviteur
G A R D A N E.

AVERTISSEMENT.

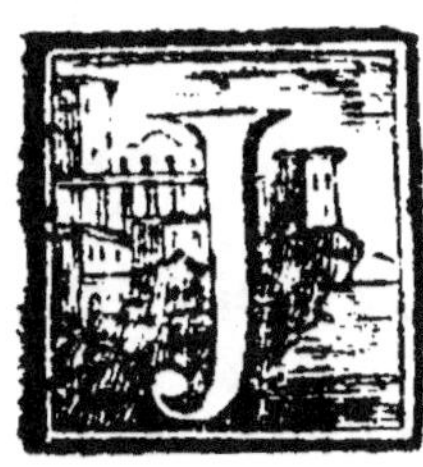

'É T O I S très -éloigné de faire un volume lorf- que je rédigeai l'ob- fervation du Paralyti- que que j'ai gueri par le fecours de l'Électricité ; mon deffein ne fut alors que de publier un mé- moire dans lequel je devois me contenter d'indiquer les cas où je croyois les électrifations utiles avec les moyens qui me paroif- foient capables d'en affurer le fuc- cès. Quelques réflexions faites au- près des malades attaqués de la colique des Peintres & les gueri- fons annoncées par **M.** *de Haen,*

me conduifirent dans un plus long détail , fur les bons effets du fluide électrique contre les paralyfies caufées par le plomb. Je crus voir dans les accidens & la caufe de cette maladie telle que je la concevois, un rapport étroit, qui dans ce cas promettoit d'en retirer les plus grands avantages. Jaloux de reveiller l'attention des Phyficiens affoupie par quelques effais infructueux , en même tems perfuadé que plufieurs Sçavans , quoique verfés dans la langue latine , pourroient ignorer les experiences de M. *de Haen* noyées dans cinq à fix volumes de medecine , ou qu'ayant connoiffance de ces experiences, ils ne feroient peut - être pas portés à acheter un long ouvrage, qui, à l'exception de quelques articles , leur devenoit d'ailleurs étranger; j'en entrepris la traduction, en me permettant d'en retrancher certains détails peu intereſſans, qui auroient inutilement groſſi le volume.

Ce Recueil alloit voir le jour, lorſque la cinquiéme partie de la medecine raiſonnée de **M.** *de Haen* parut en France. Comme il y étoit encore queſtion d'Electricité , je me hâtai de la lire , & je fus agréablement ſurpris d'y trouver une partie des vûes que je venois de propoſer. Mais autant je fus flaté de me voir de l'avis de cet homme célébre , autant je vis avec peine , que **M.** *de*

Haen attaché plus que jamais à fa premiere maniere de traiter la colique des Peintres, en prenant ainfi parti pour la medecine adouciffante, parloit avec mépris *de ceux*, c'eft-à-dire, des Medecins qui traitent cette colique à la Charité de Paris; & même qu'il les accufoit de prendre une maladie pour l'autre. C'eft cette expreffion rapportée en entier dans la fuite de cet ouvrage qui a donné lieu aux recherches fur la colique des Peintres.

Comme on finiffoit d'imprimer ces Recherches, j'ai trouvé dans le Journal œconomique l'extrait d'un livre Anglois fur l'Electricité médicale, dans lequel fe trouvent annoncées des guerifons particulieres,

particulieres, parmi lesquelles il en
est dont je n'avois aucune con-
noissance ; c'est ce qui me l'a fait
ajoûter à la fin de ce volume. J'au-
rois peut-être pû en retrancher ce
qui concerne les observations dont
j'avois parlé dans mes Conjectures : mais outre qu'en rappellant
les faits, j'ai fortifié de plus en
plus leur certitude, par la confian-
ce que paroissoient y avoir les Sçavans étrangers ; c'est qu'il se trouvoit encore dans cet extrait , des
éloges pour M. *de Haen*, & qu'autant je me suis permis de contre-
dire ce Professeur lorsqu'il m'a
paru se tromper , autant je me
suis fait un devoir de lui rendre justice , & de lui donner

des éloges lorfque l'occafion s'en
eft prefentée.

TABLE GÉNÉRALE DES MATIERES.

FIN de la Table Générale.

CONJECTURES

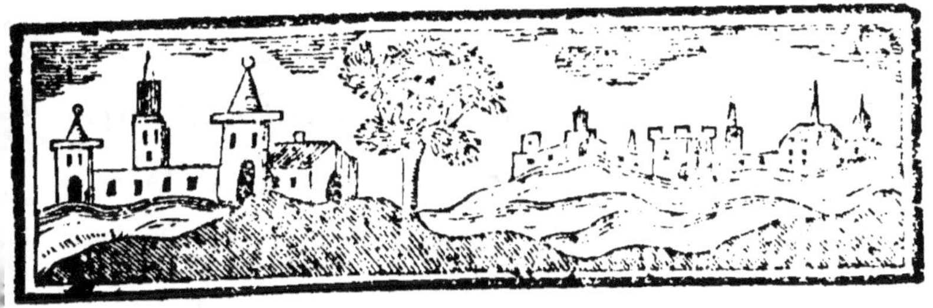

CONJECTURES

SUR

L'ELECTRICITÉ

MÉDICALE,

*Avec des Réflexions sur la nature
& le traitement de la Colique
Métallique.*

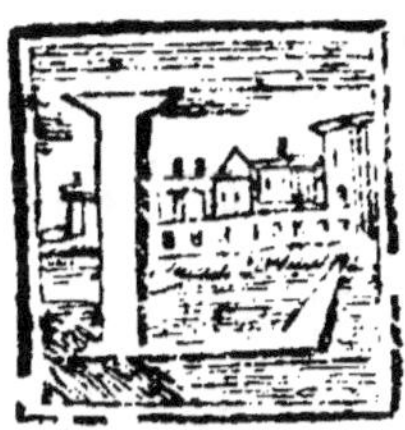

ORSQU'ON compare de sens froid la sensation vive que fit autrefois sur les esprits l'Electricité, avec l'indifference, nous dirons même le mépris dont on paye aujourd'hui ses phénomènes, on ne peut manquer d'être frappé de ce contraste. Telle est la bizarrerie des hommes, dans un moment ils se passionnent pour un objet qu'ils abandonnent l'instant d'après.

A

Nous cherchons en vain les raiſons du diſcredit, dans lequel l'Electricité paroît être tombée, nous ne trouvons que quelques faits contre une foule de témoignages en ſa faveur, & cependant on ne s'en occupe preſque plus. Un Phyſicien célébre enſeigne publique-ment chaque année, que l'Electricité peut être d'un grand ſecours dans la Medecine, non content de le dire, il le conſigne dans ſes écrits ; un ſça-vant Medecin , voit multiplier ſous ſes yeux les prodiges qu'opere le flui-de électrique, en les publiant il in-vite les Curieux à les répeter ; & l'on ne profite pas plus de l'avis de ce Phy-ſicien, & les promeſſes du Medecin ne ſont pas ſortir de cet état d'inertie, de cette indifference qui étonne. Au lieu de reſter dans une inaction con-damnable, ou de tomber dans l'ex-cès contraire de ceux que l'amour des ſyſtémes & le déſir de défendre une

hypothéfe, fait courir après des découvertes trop futiles, bornons-nous
fimplement à recueillir les principaux
faits épars de côté & d'autre, & tâ-
·chons de trouver, s'il fe peut, dans
leur réunion, les moyens d'affurer de
plus en plus, des fuccès qu'on a vû fe
multiplier fous des climats plus heureux.

L'Electricité paroît être encore
dans fon berceau, ce que nous en
connoiffons fe réduit à très-peu de
chofe. L'attraction, la répulfion, la
fcintillation, font fes propriétés in-
conteftables : Mais comment fe font
ces mouvemens fi oppofés ? Comment fe produifent ces étincelles lu-
mineufes qui frappent nos fens ? d'où
leur vient cette odeur de phofphore ,
cette couleur, cette activité, cette pro-
greffion fi rapide ? &c. à Paris, ainfi
qu'à Philadelphie, on a effayé d'en
donner des raifons, qui fans doute,

n'ont point eu force de démonstration, puisqu'elles trouvent encore aujour- d'hui des contradicteurs.

Si nous examinons les effets de l'E- lectricité, si nous les comparons à ceux de la foudre, si nous nous rappellons la propriété qui la raproche du tonnerre, l'analogie est en sa faveur. Mais quand même il seroit prouvé que l'un & l'au- tre phénomène dépendent de la mé- me cause, en seroit-on plus avancé ? Non, sans doute, puisqu'il resteroit encore à connoître la nature du ton- nerre, phénomène que les Physiciens admireront long-temps avant d'en pé- nétrer les ressorts. Les courans électri- ques pourroient peut-être aller avec ceux de l'aimant; l'aiguille aimantée, électrisée, suit le doigt qu'on lui pre- sente, avec plus de promptitude que si on lui presentoit du fer ; ce métal est l'élément de l'une & de l'autre ma- tiere, l'aimant & l'électricité guerissent de certaines douleurs (*a*) : cependant qu'il y a loin d'un phénomène à l'autre & qu'on fçauroit bien peu de chofe, fi la connoiffance des mouvemens électriques dépendoit néceffairement de celle de la propriété de l'aimant. Apliquée au corps humain, l'Electricité fe prefente fous une nouvelle forme , les mufcles fe contractent, les membres font agités, toute la machine eft ébranlée ; détachées même du corps, les parties mufculeufes donnent des fignes de contraction, tout femble annoncer que le fluide électrique & celui qui fait mouvoir les nerfs ne font qu'un : Eft-on plus inftruit par cette obfervation ?

(*a*) ,, Si l'on alligne de la limaille de fer qui puiffe fe ,, mouvoir fans difficulté , & que l'on approche l'ai- ,, mant à l'une des extrêmités de la ligne, l'autre ex- ,, trêmité eft attirée fur le champ. On voit la même ,, chofe dans les expériences électriques. L'aiguille lu- ,, mineufe fe retire lorfque l'on approche le doigt à l'un ,, des bouts du fil de fer électrifé , & le mouvement ,, s'exécute avec une vîteffe inexprimable. " *De Sauvag,* Differtation fur l'Electricité méd. page 306 du Recueil fur l'Electricité. On trouve dans ce Recueil la plupart des pieces dont il eft fait mention dans cet ouvrage.

On fçait feulement que les myfteres de la nature font effentiellement liés enfemble, qu'une même caufe peut fe rencontrer dans des corps differens, mais, veut-on aller plus avant, on trouve des obftacles infurmontables, & cette efperance de pénétrer dans les fecrets de la Phyfique, s'évanouit avec les phénomènes qui faifoient illufion·

S'il eft vrai que les recherches faites jufqu'à prefent fur la nature du fluide électrique, ne font point affez fatisfaifantes. Il n'en eft pas de même des fuccès qu'on en a retiré dans certains cas. Le grand rapport de l'Electricité avec la caufe du mouvement animal, a fait penfer de tout temps, qu'elle pouvoit être utile dans les maladies, & la facilité avec laquelle elle faifoit mouvoir les parties mufculeufes, a dû donner l'idée de fa vertu antiparalyti-que. Mais ce n'eft point là le premier avantage qu'on ait retiré de fes effets;

les Inftituteurs de la Medecine électrique ont eu d'abord d'autres vûes.
Convaincus que certains enduits aug-
mentoient la force de l'Electricité,
ils ont cru par cette même voie, pouvoir en modifier également les propriétés; & trouvant dans les électrifations un moyen d'introduire dans
le corps humain les médicamens fans
l'impreffion défagréable qu'ils font
ordinairement fur le palais; ils ont
eflaié d'enduire les tubes & les globes
de drogues differentes, fuivant les indications qu'ils fe propofoient de remplir. *M. Pivati*, Jurifconfulte de Venife, le premier qui ait tenté ces fortes
d'effais, n'eft pas le feul qui en ait publié les avantages; fes experiences furent confirmées par quelques Sçavans
de Bologne, de Turin, de Leipfick.
Des Phyficiens firent le voyage de
Venife, pour fe convaincre par eux-
mêmes de la vérité de l'Electricité

A iiij

médicale; De retour en leur Patrie, ils en exposerent les avantages : Ces tentatives répétées par un autre Physicien , *M. Verati* , avoient le même succès : jusqu'ici on se contentoit d'introduire des drogues dans le verre , & de cette maniere , on purgeoit , on faisoit suer , on guerissoit de la goutte , &c. &c. Dans la suite modifiant ce procedé , *M. Bianchi* , Professeur d'Anatomie à Turin , appliqua directement sur le corps de ceux qu'il électrisoit , les médicamens propres à produire les effets qu'on en attendoit , & cette voie parut lui réussir encore : enfin , *M. Winckler* assura qu'il avoit vérifié les experiences dèjà annoncées, & en ajoûtant de nouvelles plus surprenantes , il prit ouvertement la défense de l'Electricité.

Qui croiroit que des succès si bien anoncés ne se fussent pas soutenus? tant de merveilles qu'on disoit s'ètre operées à Venise, & dans plusieurs autres Villes, étonnerent tous les Curieux ; à l'instant chacun voulut avoir une machine électrique. Les Académies chargerent plusieurs de leurs Membres de s'assurer de la vérité de ces faits : l'Europe entiere raisonnoit électricité. Mais les nouvelles recherches faites avec soin en France, en Suede, en Angleterre, & dans plusieurs endroits d'Italie, ne repondant point à celles des premiers Physiciens, on perdit toute esperance & même on se permit de former des doutes sur l'exactitude & la bonne foi des Instituteurs de la nouvelle Médecine : ainsi fut oublioée l'Electricité médica'e.

Cette perte n'eut pas été considérable si le discrédit dans lequel étoient tombées ces sortes d'expériences, ne s'étoit étendu jusque sur celles que d'autres Physiciens tenterent depuis, si laissant à côté le mince avantage de globes purgatifs, fudorifiques, anti-apopléctiques, &c. on fe fût attaché à tirer meilleur parti de l'Electricité. Le larmoyement, la falivation, les fueurs, la diarrhée, l'écoulement des mois, le flux des hémorrhoïdes, font tout autant de phénomènes confignés dans les recueils des expériences les moins fufpectées. Si ces effets en ont impofé aux premiers inftituteurs de la médecine électrique, ils ne doivent pas moins nous conduire à quelque chofe de plus certain. Laiffons à M. *Pivati* le foin de tranfmettre des particules médicamenteufes par le conducteur de l'Electricité : que M. *Bianchi* effaie de les faire pénetrer dans l'intérieur des Electrifés, en les appliquant directement fur leur peau ; pour nous, cherchons plûtôt à foutenir l'action des médicamens intérieurs par la force électrique ; & puifque ce moyen femble promettre des fuccès

plus marqués, ne l'excluons qu'après
en avoir bien reconnu l'inutilité.

Le pouvoir de l'Electricité fur les
inteftins eft inconteftable : on a donc
lieu de croire que les purgatifs, qui
par défaut d'énergie, ou par la petiteffe
de la dofe, n'auroient fait aucune fenfation, fecondés par l'Electricité,
produiront une évacuation fuffifante.
C'eft ainfi qu'un ou deux grains d'aloës,
la même dofe de fcammonée, trois ou
quatre grains de jalap, qui feuls ne feroient rien ou prefque rien, combinés
avec les électrifations, auront un effet
plus marqué ; l'avantage de cette pratique n'eft point à méprifer dans les hyf-
tériques & les hypocondriaques ; un
purgatif ordinaire les émeut le plus
fouvent & les dérange, cependant,
la liberté du ventre leur eft néceffaire ;
un moyen de les purger, en les amu-
fant, en les détournant par la variété
des objets, de celui qui fixe leur ima-

gination & fait le principal fymptome
de cette maladie, feroit fans doute
précieux ; l'Electricité nous l'offre,
elle fournit encore des fecouffes, des
ébranlemens, des commotions, qui
ménagées par une main habile, mo-
dérées & partagées avec plufieurs
perfonnes, en les continuant font
capables d'entretenir la liberté du bas-
ventre, de relâcher la tube inteftinale,
de diffiper enfin le fpafme des premieres voies, de qui dépend la conftipation & peut-être la maladie.

Croit on que les hydropiques ne re-
tireroient pas quelque profit de l'Electricité? nous ne parlons point ici de ces
hydropifies formées par l'obftruction
la plus opiniâtre des vifceres ou par la
cachexie la moins équivoque, nous en-
tendons celles qui feroient curables,
s'il étoit poffible, de redonner aux humeurs cette combinaifon, cette confi-
ftance qu'elles avoient avant de com-

mencer à devenir cachectiques, de réfoudre de legeres obftructions, de rendre aux vaiffeaux le jeu qu'ils femblent ne pouvoir reprendre d'eux-mêmes, de faire enfin couler les eaux autrement que par la paracenthèfe ; dans ces cas, pour peu que l'Electricité favorifât l'action des remedes, le malade n'auroit que de bons fuccès à en attendre *(a)*.

(*a*) On a coutume de regarder l'obftruction des vifceres comme la caufe de toutes les hydropifies ; du moins la met'on prefque toujours en jeu, lorfqu'il eft queftion d'expliquer la maniere dont fe fait l'épanchement. Un point d'obftruction dans le foie devient le noyau d'une obftruction plus confiderable. Deux maux réfultent de ce premier, la bile ne fe fépare plus dans la même proportion, de-là les digeftions font viciées & les inteftins dérangés dans leur fonction. Quand une fois on a prouvé qu'un chyle épais, vifqueux, inégal, paffe dans le fang, on a de caufes plus qu'il en faut pour rendre raifon de tous les accidens. D'un autre côté, les obftructions augmentent le rapport des fluides & des folides, ces mêmes obftructions compriment, bleffent, moleftent ; de-là vient l'engorgement lymphatique, la diftenfion des vaiffeaux de ce genre, & leur dilatation forcée, connue fous le nom d'*hydatides* Une fois déchirées, les tuniques de ces hydatides, il s'établit un écoulement de la férofité qui donne naiffance aux differentes hydropifies, fuivant les capacités où fe fait cet épanchement. Tel eft en précis le raifonnement établi dans les ouvrages du plus grand nombre des Medecins dogmatiques Mais nous demandons comment fe font les anafarques qui difparoiffent fouvent tout auffi promptement qu'elles fe font montrées, fans que les fignes qui les ont précédées ou

Cet effet des évacuans électriques,
on a tout lieu de l'efperer également

qui les ont fuivies, aient annoncé la moindre obftruction dans les vifceres ? Nous demandons comment peuvent vivre, fans devenir hydropiques, une foule de perfonnes, qui d'après les fignes ordinaires, ont des obftructions confidelables, à moins que dans ce cas, les
fignes n'en ayent impofé, & pour lors, il faudroit convenir que nous n'avons aucune marque certaine de ces
prétendues obftructions (nous parlons fur tout de celles
du foie) de l'aveu des Medecins, dans le commencement le tact ne fauroit nous en inftruire, le moyen devient plus douteux encore quand une fois l'épanchement
des eaux s'eft manifefté, la feule ouverture du cadavre
peut nous en convaincre ; mais en trouvant un foie en-
gorgé, des glandes obftruées, &c. on n'eft pas en
droit de regarder le vice des parties comme la caufe de
la maladie. La longue diete, l'appauvriffement des fluides, tout tend à produire ces engorgemens, & c'eft
ainfi qu'on prend fouvent une affection fecondaire
pour le principe d'une maladie dont elle n'eft que
l'effet.

Trois fubftances compofent notre fang, l'huileufe, la
féreufe & la muqueufe : cette derniere paroît fervir d'in-
termede aux deux autres ; fon alteration eft donc la plus
à redouter. Ce n'eft pas ici le lieu de rechercher comment
s'opere la décompofition de ces fubftances: remarquons
feulement que fans obftruction, fans embarras des vifceres, fi la partie féreufe ne fe mêle pas exactement
avec l'huileufe, fi le corps muqueux alteré & diffout
ne peut plus fervir à cette mixtion, il faut de néceffité
que l'eau s'épanche & fans avoir recours à des hydatides forcées, déchirées, ce fluide s'infiltrera tout fimplement. Cette derniere caufe de l'hydropifie paroît être la
plus fréquente & la plus commune. Quoi qu'il en foit,
les légers toniques, les diuretiques & les médicamens
qui foutiennent le reffort de l'eftomac, font très-bien
dans les hydropifies commençantes, quelquefois même
dans celles qu'on croiroit les plus défefperées. L'Electricité peut feconder, fortifier, augmenter l'effet de ces
remedes ; rien ne fçauroit donc empêcher de l'employer
dans ces fortes de cas.

des fudorifiques, des falivans, des diurétiques dont l'action au fond la
même, ne différe que par les organes,
vers lefquels des circonftances étran-
geres au reméde, pouffent le liquide
excrémentitiel. Les apéritifs emmé-
nagogues, méritent une attention plus
particuliére, leur ufage en électrifant
le malade, fe préfente de la maniere la
plus avantageufe ; les faignées nuifent
dans les pâles couleurs ; quoiqu'en difent certains Auteurs, trop portés
pour la phlébotomie, elles font affez
fouvent contraires dans les cas de re-
tard, foit que les mois ayent déjà coulé, foit qu'ils ayent à paroître pour
la premiere fois. Combien de filles que
des fleurs blanches ont pris après la faignée ; combien de qui la langueur s'eft
emparée jufqu'à ce que l'exercice, les
alimens forts, les martiaux, en un mot
tout ce qui augmente le jeu des folides, & agite les fluides les ait fait paffer?

qu'on réfléchiſſe ſur les effets généraux
de l'Electricité , ſur ce qu'elle peut
plus particulierement dans ces circonſtances, ſurtout ſi on la combine avec
les préparations ferrugineuſes & la pré-
ſomption , ſera toute en faveur de ce
nouveau moyen.

Rien de plus commun que la goutte,
rien de plus négligé que cette cruelle
maladie. Cela vientſans doute, de l'inſuffiſance des remedes connus juſqu'aujourd'hui pour la combattre ;
l'Electricité ſemble annoncer plus
d'efficacité, elle ſoulage preſque toûjours les goutteux & les guérit quelques fois ; mais parce que ce ſoulagement n'a paru que momentané , pour
quelques perſonnes, parce que l'E-
lectricité ne guériſſoit pas de la
goutte ſans retour, on n'a pas manqué de lui faire un crime de la
rechute, & comme ſi ſes phénomènes n'avoient dû s'annoncer que
par

par des prodiges, on s'est refusé d'en
reconnoître l'utilité. Ces reproches
ne feront jamais impression sur un
esprit philosophe, sur celui qui ne
se passionne ni pour les expériences ni pour ceux qui les font; si
l'on ne peut guérir les goutteux, on
les soulagera du moins, & les Médecins gagneront ainsi par l'Electrisation,
ce qu'ils n'obtenoient qu'avec peine
par d'autres remedes. La rougeur de
la partie dont on a tiré des étincelles,
son enflure, sa demangeaison, les pi-
quottemens qui l'accompagnent, tout
manifeste l'action du fluide sur le
membre goutteux; on produit à l'ex_
térieur le même effet que le Sina-
pisme, le *moxa* & le nouveau topique,
a cet avantage de p'us, qu'en augmentant comme ces derniers le jeu des
parties, en divisant la lymphe épaisse
qui séjourne dans les articulations, il
peut en faire transfuder l'humeur, ré-

B

foudre & diſſiper ainſi la goutte pour jamais. Ici comme dans les cas précédens, on doit adminiſtrer les remedes intérieurs : les ſudorifiques de quelque regne qu'on les emprunte, ne ſçauroient manquer d'être utiles; ceux que fournit le regne minéral, paroiſſent les mieux indiqués, l'antimoine crud augmente l'Electricité, ſa vertu ſudorifique n'eſt point conteſtée, c'eſt donc lui qu'il convient d'employer plûtôt qu'un autre ; au reſte, l'uſage ſeul peut apprendre auxquels de ces remedes il convient de donner la préférence, dans quel genre & de quelle eſpéce il les faut choiſir.

Paſſons aux douleurs rhumatiſmales, aux tremblemens des membres, & ſur-tout à la paralyſie. Que de merveilles opérées dans ces ſortes de cas par le fluide électrique ! Leipſick, Stokolm, Genêve, Montpellier,

Rouen, &c. Toutes ces Villes nous fourniffent des exemples de ces gué-rifons, & le témoignage de MM. *Quelzmann, Linné, Jallabert, de Sauvages, & le Cat,* ne permet pas de les ré-voquer en doute ; d'autres fçavans, il eft vrai, en ont vainement effayés, quelques paralytiques mis à la torture n'ont donné aucun figne de mouvement ; mais le nombre de ces fujets rébelles, négale pas celui de ceux à qui on à rendu la liberté de fe mouvoir ; d'ailleurs le procedé des derniers phyficiens a-t-il été le mê-me ? le tempéramment des ma-lades, leur âge, & la nature de la paralyfie, répondoient-ils aux foins de ceux qui cherchoient à les guérir ? enfin, a-t-on apporté toutes les pré-cautions poffibles p ur réuffir ? c'eft ce qu'on nous difpenfera d'exami-ner. l'illuftre M. *Ferrein,* a eu quel-ques fuccès de l'Electricité dans une

malade attaquée de rhumatifme gout-
teux ; ce n'eft pas fans fruit que M. *le Camus* en a fait l'application au corps humain ; à notre tour, nous avons rendu l'ufage des bras & des mains à un paralytique ; il eft donc permis de croire que l'Electricité mieux adminiftrée, peut produire à Paris les mêmes prodiges qui l'ont fait admirer dans d'autres endroits.

HISTOIRE D'UN PARALYTIQUE,
guéri par l'Electricité.

Guilleaume Monnier, furnommé *François*, Plombier de fon métier, ayant eu quatorze fois la colique de peintre, demeura trois ans paralytique de fes deux extrémités fupérieures ; il avoit fes bras & fes mains pendantes dans l'état du relâchement le plus complet. Dans cette trifte fituation, il prit les bains aromatiques, chaque jour on le frottoit plufieurs fois avec des onguents huileux, on lui donnoit un bouillon avec les plantes ameres & le fel volatil de Vipére, il étoit purgé une fois par femaine. Ce traitement commencé la deuxiéme année de fa paralyfie , fut continué pendant trois mois confé-cutifs, après quoi, on lui confeilla de s'expofer à l'ardeur du Soleil , ce qu'il fît encore le même efpace de tems : alors n'ayant aucun fuccés de ces re-medes , il eut de nouveau recours aux huileux, & continua ainfi ces li-nimens pendant deux mois. Pour cette fois , les bras reprirent un peu de force , fon avant bras fe plia, & fit angle avec cette premiere partie , il en fut de même de fes poignets , & fes doigts devinrent crochus. Il fe forma fur le dos de chaque main une groffeur dure , affez femblable pour la forme & le volume, à la moitié d'un œuf de poule partagé par fon grand axe ; ce dernier fymptôme difparut en partie, au bout de cinq mois que le malade eut frotté ſes groſſeurs, avec l'huile de brique, mais il reſtoit encore une portion de ces ganglions calleux, & malgré ces ſuccès, amenés plus par le tems que par les remedes, *Monnier* ne pouvoit rien ſoutenir, il remuoit ſes bras avec beaucoup de peine, & & avoit les extrémités ſupérieures d'une maigreur conſidérable, tel étoit l'état de ce paralytique, quand nous lui propoſames de l'Electriſer.

I. Jour, à la premiere Electriſation qui fut faite vers la mi-Juin 1764, je placai la bouteille électrique dans l'une de ſes mains ; ſes doigts l'abandonnerent à l'inſtant, mais ayant ſaiſi le moment favorable pour lui donner la commotion, quoiqu'il ne put empoigner la bouteille qu'à demi, il n'en ouvrit pas moins la main, qu'on lui vit refermer tout de ſuite, auſſi involontairement qu'il l'avoit dilatée par la violence de la commotion. Ce que je dis d'un côté, je le pratiquai également de l'autre : mais l'extrémité droite, eut moins de peine à revenir que la gauche. Ce jour ainfi que les fuivans, je l'électrifai pendant une heure, par cinq fois je le foumis à l'expérience de *Leyde*, & dans les intervalles que je mettois d'une fecouffe à l'autre, je faifois tirer de fortes étincelles de prefque tous les points des membres paralyfés.

II. Jour, le lendemain le Malade encouragé par les fuccès apparens de la veille, revint avec plus d'ardeur que jamais, & foit que le defir de guérir échauffat fon imagination, foit qu'il fe fentit réellement mieux, il difoit avoir remué fes mains pendant la nuit, & faifoit des efforts qui manifeftoient une legere contraction dans les mufcles, contraction qui me fit tout efperer pour l'avenir.

III. Jour, je répétai les commotions. Sur la fin de l'électrisation, le malade empoignoit plus facilement la bouteille.

IV. Jour, à cette quatriéme électrisation *François* donnoit des signes plus marqués de mouvement ; ayant ouvert la main pour y placer la bouteille électrique, il se sentit assez de force pour l'empoigner, & ne s'en dessaisit que pour secouer fortement cette même main, après une vive commotion, qui le força de la dilater en entier ; le même jour il remua ses doigts, & porta son bras avec assurance, vers la bouche & sur sa tête, ce qu'il n'avoit pu faire jusqu'alors.

V & VI. Jours, rien de remarquable.

VII. Jour, à la septiéme électrisation, le mouvement de ses doigts devint plus manifeste ; *François* qui la veille pouvoit à peine retenir un fil d'archal
dans

dont la plus grande partie, pofoit fur le conducteur de la machine, foutint cette fois, une barre de fer d'un demi-pouce de diamétre, fur environ un pied de longueur, que fa figure courbe rendoit encore plus difficile à porter. Après l'électrifation il effaia de faire divers tours de force, & je ne fus pas peu furpris, de le voir d'une feule main, foulever un fauteuil de quinze à dix-huit livres. Ces fuccès ne furent pas les feuls remarquables, chaque jour on vit fes mains de plus en plus fe dégourdir, fes mufcles fe contracter & fe relâcher à fon gré. Enfin, infenfiblement il fut en état de boire, de manger & de s'habiller fans l'aide de fa femme, lui qui jufque-là n'avoit pû fe paffer des plus petits foins. La maigreur de fes membres difparut fans retour, ils redevinrent nerveux comme auparavant, les veines furent de plus en apparentes. Pour abréger, en vingt électrisations, c'est-à-dire en moins d'un mois de tems, notre malade récouvra tellement l'usage de ses bras & de ses mains, que craignant une rechûte, s'il retournoit travailler au plomb dont il avoit si fort à se plaindre, il se mit à traîner un petit chariot de déménagement, qui lui fût donné par des personnes compatissantes, qu'une curiosité charitable conduisoit à ces expériences. On sçait que celui qui traîne ce chariot le charge également des meubles qu'il doit transporter, il faut être fort pour cet exercice ; Il n'y a donc qu'une guérison bien affermie qui ait pû mettre notre paralytique en état de soutenir des travaux de cette nature.

Les effets généraux, que produisoit l'Electricité sur ces parties, sont tels qu'on les a toûjours observés dans les autres pays, & sur d'autres sujets.

après une heure d'électrisation, lorfque les commotions ayant été multi-
liées, j'avois encore tiré des fortes étincelles dans l'intervalle, on fentoit un
battement plus fort des artères tempo-
rales, le pouls du malade étoit plus
fréquent, fon vifage paroiffoit rouge,
enflé, comme dans les perfonnes me-
nacées d'apopléxie, ou attaquées de
cette fievre éphémere connue fous
le nom d'*inflative*. En même tems
fes yeux fe troubloient, & les commotions laiffoient une impreffion fur
le creux de fon eftomac. Souvent je l'ai
vu touffer, & par quatre fois il a été dé-
voyé, une fois même le dévoiement
a duré pendant deux jours. Du refte,
fon ventre étoit libre, au point qu'a-
près l'électrifation, il ne pouvoit quelquefois pas gagner fa maifon, fans
être obligé de le foulager en chemin.
Cependant ce befoin le preffoit plus
fouvent la nuit que le jour. (Je l'élec-

C ij

trﬁois ordinairement ſur les quatre à
cinq heures du ſoir). Rarement la moi-
teur ne ſurvenoit pas dans ces expériences, & il étoit aſſez ordinaire que
les urines coulaſſent dans ces momens.
Après avoir été électriſé, & ſur tout
pendant la nuit, il ſentoit des piquot-
temens, des agitations qui l'empê-
choient de dormir : mais le phénomene le plus remarquable, eſt le flux
des hémorrhoïdes, qui ſurvint à la fin
des dernieres électriſations. Cette
circonſtance ſinguliere, demande
d'être ſuivie avec ſoin dans les nouveaux eſſais ; aux avantages que nous
avons dit pouvoir réſulter de l'électricité dans l'affection hypocondria-
que, ſe joindroit alors celui de faire
fluer les hémorrhoïdes, évacuation
d'une ſi grande utilité dans cette maladie, & qui pourroit auſſi le dévenir
pour bien d'autres.

Tout ceci s'eſt paſſé devant MM.

Jon & de Lifle, à qui appartenoit la machine Electrique, & chez qui se faisoient ces essais. Le premier joint à l'art d'habile Ecrivain qu'il professe avec distinction, un goût exquis pour la physique, & un jugement plus sain encore. Le second également versé dans cette science, a prouvé la justesse & la précision de son esprit, par des ouvrages sur le calcul, estimés des connoisseurs; l'un & l'autre demeurent ruë S. Jacques, & se font un plaisir de communiquer aux curieux les détails que je viens d'exposer. Je pourrois apporter encore le témoignage de M. *Lommier* Chirurgien très-instruit & très experimenté si une mort prématurée ne l'avoit enlevé au moment même où il étoit le plus en état d'illustrer l'art qu'il professoit. J'ajouterai que M. l'Abbé *Nollet*, ayant bien voulu m'honorer une fois de sa présence ; ce sçavant fut témoin à son tour, des progrès que le malade avoit fait vers la guérison, & qu'il m'engagea fort à poursuivre mon entreprise, en m'assurant de vive voix, comme il l'avoit fait dans ses ouvrages, qu'il croyoit qu'on n'avoit point tiré assez de parti de l'Electricité médicale, & que nonobstant le peu de succès qu'il en avoit eu à l'Hôtel Royal des Invalides, il n'en étoit pas moins persuadé qu'avec plus de précautions, on pourroit être un jour plus heureux.

Une circonstance que je ne dois pas omettre, c'est la maniere de procéder à ces électrisations. J'ai dit que je donnois de fortes commotions à mon paralytique, & vraiment ces commotions lui furent très-utiles. Mais ce moyen ne parut réussir que dans les 3 ou 4 premieres électrisations, après quoi les succès se ralentirent, & si je parvins à guérir ce perclus, ce ne fut qu'en lui donnant des commotions très-legeres, ou plû-tôt en me bornant à tirer de vives étincelles de tous les membres paralyfés. Pour cet effet, j'avois multiplié les barres de fer jufqu'à trois, l'une fur l'autre, chacune avoit un pouce quarré de diamètre, fur environ trois pieds de longueur. En même tems je négligeai de placer le malade fur le gâteau, fes pieds pofoient par terre fans qu'il en fut moins bien électrifé.

Ces effets finguliers de l'Electricité obfervés dans cette Ville fur un paralytique, fe multiplioient & continuent encore de fe préfenter en foule à Vienne, par les foins de l'Illuftre M. *de Haen.* Ce médecin guériffoit des convulfions, des paralyfies, des tremblemens, des hémiphlégies. Toûjours par ce moyen, il faifoit repouffer des dartres répercutées, ainfi que la petite vérole & la rougeole, dont l'éruption n'avoit pas été des plus complettes, & d'où réfultoient les plus

redoutables accidens. Nous revien-
drons à ces expériences, occupons-
nous pour le préfent de celles par lefquelles on l'a vû calmer des tremblemens de membres, & en rendre
l'ufage aux paralytiques qui l'a-
voient perdu, par une caufe métallique. Dans le nombre affez confidérable qui s'en préfente, plufieurs ont été radicalement guéris, d'autres le font à moitié,
& ceux même fur qui l'Electricité n'a produit aucun effet bien remarquable n'en ont pas moins retiré
quelque foulagement. Au refte, en
fuppofant que la moitié, les deux tiers
fi l'on veut, de ces infortunés euffent
vainement eu recours à l'Electrifation,
toûjours de trois parties, y en auroit-
il une de guérie par cette méthode,
avantage d'autant plus précieux, que
perfonne ne peut fe flatter, d'avoir
eu jamais un pareil fuccès dans fa

pratique par les fecours employés dans ces fortes de cas. Et n'eft-ce point affez d'un tiers de ces malheureux de retablis, pour faire employer l'E-lectricité plus fréquemment qu'on ne l'a fait encore? combien de fiévres inter-mittentes dont l'accès réfifte au quin-quina ? combien de véroles manquées par le mercure? regarde-t'on moins ces remedes comme les fpécifiques de ces deux maladies ? & dans ce cas, pour-quoi traiter autrement l'Electricité?

Dans le nombre des malades atta-qués de tremblemens, & de paralyfies métalliques, c'eft-à-dire, ayant leurs caufes dans l'introfufception des parti-cules émanées de différens métaux , tels font ceux qui fondent ou qui tra-vaillent le plomb, tels encore les Do-reurs qui employent un mordant dans lequel ils font entrer le mercure, &c. plufieurs avoient fait ufage des eaux thermales, fulphureufes de Bade. On les

frottoit auparavant avec des linimens huileux aromatiques, on avoit
appliqué des ventoufes fur les endroits de la peau qui répondent aux
troncs principaux des nerfs paralyfés,
tous moyens capables d'ébranler ces
mêmes nerfs, d'augmenter les effets de
l'électricité, & parconféquent d'en affurer le fuccès. Auffi a-ton lieu de croire
que c'eft en partie à ces préparations,
beaucoup trop négligées, que le Médecin de Vienne doit fes cures prefque miraculeufes. Cette conjecture eft
fondée fur l'hiftoire de notre paralytique: nous avons dit encore que le
plus fûr moyen de tirer avantage de
l'Electricité, étoit celui de combiner
les remedes, tant extérieurs qu'intérieurs avec l'action du fluide électrique,
& l'on voit apréfent, mieux que jamais, combien cette pratique devient
effentielle. Un autre exemple fourni par
l'évenement le moins attendu, en fait

encore mieux fentir la néceffité.

Un homme paralytique depuis 20 ans fût frappé de la foudre : les effets du tonnerre en tout femblables à ceux de la commotion , lui rendirent l'ufage de fes membres qu'il croyoit perdus pour jamais. Dans ce même tems le malade prenoit les eaux férugineufes de *Tumbridge* , & il eft à préfumer que l'abondance du fer contenu pour lors dans fon individu attira fur lui le tonnerre , ou du moins que ce minéral en modifia les effets , au point de les faire tourner à l'avantage de ce perclus. Ce doute fondé fur les raifons que nous venons d'expofer, fera peut être chercher avec plus de vraifemblance, la facilité que les animaux ont de s'électrifer dans le principe férrugineux qu'on fçait être contenu dans leurs fluides. Ces conjectures conduifent encore à une autre non moins vraifemblable : la force de l'électricité doit augmenter en raifon des parties métalliques introduites dans le corps de l'animal; il faut donc déformais préparer les paralytiques qu'on veut électrifer, avec des eaux minérales, naturelles, artificielles, martiales, sulphureuses, ou l'une & l'autre à la fois. Au refte, de quelque façon qu'on s'y prenne, l'Électricité ne peut manquer d'être fecourable; les fuccès dont nous avons donné les détails en font la preuve, & la nature & le traitement de la colique métallique, achevent d'en convaincre ceux qui pourroient encore en douter.

Sous quelque afpect qu'on envifage cette colique, rarement on trouve dans la douleur qui la caracterife des fignes d'une véritable inflammation. Le malade, il eft vrai, fe plaint, mais fes plaintes font fourdes; les frictions, les compreffions qu'on fçait irriter une partie enflammée, adouciffent prefque toûjours les douleurs

de fon bas-ventre, il trouve un foulagement à le preffer de fes mains, à fe
tenir fur fon féant, à s'agitter de côté
d'autre; fon vifage loin d'être rouge,
eft plû-tôt pâle & livide, le battement
des tempes n'eft pas confidérable, fa
refpiration n'eft guere plus fréquente :
mais il fent des douleurs profondes d'a-
bord vers le nombril, enfuite au tour
du ventre & dans le creux de l'eftomac.
A ces fymptomes fe joint le ferement de
poitrine, & bien-tôt le mal fe répan-
dant de proche en proche, gagne le
dos, les épaules, & les extrémités
qu'elle paralyfe. La tête n'eft pas
exempte d'accident, le malade en fouf-
fre, les yeux fur tout s'affoibliffent,
il a peine à fe faire entendre, & dans
ce trifte état, il perd quelquefois la
vûe & la voix. Tous ces maux font
acompagnés pour l'ordinaire du reffe-
rement opiniâtre du bas-ventre, de
la rétraction du nombril, du fon-

dement, &de la difficulté de rendre les urines. Qui croiroit qu'avec tant de souffrances, le poul s'écartat rarement du naturel ? qu'il ne présentat d'autre différence qu'une ondulation de l'artère comme si elle étoit lâchement entortillée ?

Si le mal empire, ces symptomes changent de face ; alors surviennent des hémorragies, des délires, des météorismes, & le patient accablé, succombe enfin sous le poids de tant de souffrances. Mais à moins d'une négligence presque sans exemple & de la part de celui qui souffre, & de la part de celui qui le soigne ; il est rare de voir cette maladie prendre une pareille tournure. Il faut craindre plû-tôt des paralysies des pieds & des mains, des épylepsies, des aphonies, des gouttes séreines. La mort pour lors loin d'être attribuée à l'inflammation, est plû-tôt la suite d'un volvulus spasmodique, ou de la résolution des organes, particuliérement deftinés à la confervation de la vie.

L'ouverture des cadavres s'accorde affez avec ces fymptomes. Les vifcères prefentent leurs couleurs & leurs fituations naturelles, la bile cyftique eft épaiffe & noirâtre, le méfentere n'eft point affecté ; rarement on trouve les inteftins gangrenés, leurs tuniques paroiffent plû-tôt roüillées, ils font fecs fans être racornis, bourfoufflés dans des endroits, étranglés dans d'autres. On remarque fur tout d'efpace en efpace, dans la longueur de l'iléon & des gros boyaux, des efpèces d'enduits excrémenteux, fouvent même des crottins durs, noiratres, & retenus dans des étranglemens de la parois de ces mêmes vifceres.

Tels font les traits principaux qui caractérifent la colique métallique, telles font les triftes fuites de cette maladie, fi redoutée. Ce tableau le même que celui de la colique végétale, & la reſſemblance du traitement de l'une & de l'autre, ont porté quelques auteurs, à croire que ces deux cauſes différentes, produiſoient le même effet ſur les inteſtins, & préſentoient les mêmes indications.

Ce n'eſt point ici le lieu d'examiner ſi les raiſons ſur leſquelles ces Auteurs établiſſent leur ſentiment ſont fondées; ce ſujet eſt trop vaſte, & nos réflexions doivent ſe borner à la colique de peintre.

Le plomb, ſous la forme de chaux, plus ou moins parfaite, eſt reconnu pour un puiſſant déſicatif; mêlé avec l'huile, il l'épaiſſit & la rend ſiccative; il opére le même effet ſur les mucilagineux. En général, c'eſt le propre de ce métal de condenſer, toutes les huiles graſſes. L'orpiment, l'arſenic, le cuivre, le cobalt, &c. ne ſçauroient produire le même effet, en reconnoiſſant noiffant la qualité déletere de ces mineraux, nous croyons devoir les exclure du nombre des caufes de la colique métallique. Le feul mercure pourroit y donner lieu, mais ce feroit toujours tel qu'on l'emploie chez les Artiftes, c'eft-à-dire plus ou moins chargé de plomb. Or, les effets extérieurs reconnus dans ce dernier métal, il les produira de même en s'introduifant dans le corps animal. Répandues dans l'atmofphére, fes molécules pénetreront dans les premieres voies & dans celles de la refpiration. Une fois introduites, elles épaiffiront la mucofité qui fuinte des parois de ces deux cavités, mais les effets fur cette derniere, ne feront pas fi fenfibles que dans le bas-ventre, & parce qu'il eft démontré que ce *mucus* peut s'épaiffir jufqu'à un certain point, fans gêner, ni fans interrompre la refpiration, & parce que

D

la chaleur de l'intérieur de la poitrine ,
ſon mouvement alternatif, l'action phy-
ſique de l'air , peut être même d'autres
cauſes qui nous ſont inconnues, l'entre-
tiendront dans une juſte fluidité. D'ailleurs les particules métalliques en
quelque façon volatiliſées par la chaleur du poulmon , feront rejettées par
l'expiration a meſure qu'elles auront
été introduites par le mouvement op-
poſé. Il n'en eſt pas de même des inteſtins ; leur agitation eſt moins forte ,
moins fréquente , elle ſe fait en ſens
contraire. L'air qui s'y introduit, a donc
le tems d'y ſéjourner, de s'y corrom-
pre , & c'eſt ainſi que les molecules
métalliques, pénétrant , ſoit avec ce
même air , ſoit avec les alimens, s'y
dépoſent , & produiſent par leur ſé-
jour , leurs triſtes effets ſur les parois du canal inteſtinal. On ſera
moins ſurpris encore de voir ces corpuſcules exercer ſur les premieres

voies, une action plus particuliére :
les miasmes qui portent la contagion
de proche en proche, affectent, il est
vrai, toutes les parties du corps, mais
leur effet se porte plus encore sur la
bouche, l'œsophage, l'estomac, &c.
La raison qu'en a donné M. *Clerc*,
dans un essai, estimé sur les maladies
des bestiaux, vaut également pour la
colique métallique. Ouvertes à tous
les miasmes, suspendus dans l'atmo-
sphère, avec un air pestilentiel, le
premieres voyes reçoivent encore les
alimens, & dans un tems d'épidémie,
l'eau que nous buvons, est mal-saine,
les alimens, dont nous nous nourrissons
sont empoisonnés, en sorte que si nous
échappons à la fureur du mal, nous
devons moins cette espéce de prédi-
lection, aux soins que nous avons de
nous en garantir, qu'à une disposition
toute particuliére de nos fluides & de
nos solides, de laquelle dépend ce

phénomène bizarre, obfervé dans tous les tems, par les Médecins, mais dont la caufe leur eft encore inconnue.

De ce qui vient d'être dit fur la nature de la colique de peintre, on voit pourquoi le fel de faturne caufe de grandes douleurs dans une partie, fans y caufer d'inflammation ; pourquoi la colique des ouvriers qui font le plus expofés à l'action du plomb eft plus forte, plus longue, plus opiniâtre, plus fâcheufe pour les fuites. Et c'eft auffi une des raifons qui nous ont fait écarter les autres minéraux, pour ne chercher que dans ce métal, le principe de cette maladie. *Henkel*, nous apprend encore que parmi les mineurs, ceux-là feuls font expofés à l'avoir, qui travaillent à la coupelle : il entre plus ou moins de plomb dans les ouvrages des artiftes, attaqués de cette maladie & dans ceux qui ont la colique végétales, le plus grand nombre le doit peut être à l'ufage des vins fophiftiqués·

Les molécules métalliques qui s'exhalent dans les différens attéliers, le plomb calciné & volatilifé dans les lieux où on prépare ce minéral, dans les endroits où l'on broie les couleurs & dans les appartemens nouvellement peints, toutes ces molécules feront donc la caufe la plus fréquente de la colique dont il eft queftion. On trouve la démonftration de cette vérité dans l'effet que ces parties métalliques opérent d'abord fur les narines, fur le gofier, & fur les membres. La féchereffe s'empare du nez, & de la gorge ; ceux qui y font expofés, fentent une ardeur cuifante dans le fond du palais, ils ne crachent & ne mouchent le plus fouvent que des matieres épaiffes, les amygdales & la luette font douloureufes, feches, fans élancement, fans fiévre, à cela fe joint un mal de tête qui n'eft que gravatif ; l'action des couleurs fur les membres amene le tremblement , & bien-tôt le plomb s'emparant des premieres voyes , alors les inteftins deviennent plus fenfibles , ils ferrent de plus en plus les excrémens déjà durcis , ils en augmentent la confiftence , & font ainfi eux-mêmes par ces étranglemens, la caufe fecondaire de la compreffion qui en réfulte. De cette compreffion vient , la douleure qui n'eft ni aiguë , ni lancinante , mais fourde , profonde , & telle qu'on l'éprouve par-tout ailleurs, par une caufe comprimante quelconque. Les parties ne peuvent guéres refter dans cet état fans que la ftupeurne s'enfuive; auffi ne manque t-elle pas de furvenir. Les douleurs qui s'étendent jufqu'aux membres, déjà difpofés à l'engourdiffement , ne tardent pas de produire fur eux, cet effet, ce font de véritables crampes, auxquelles fuccéde infenfiblement la paralyfie.

Cet expofé de la colique de peintre, fait, non point d'après les auteurs qui la plûpart fe font copiés, mais d'après l'obfervation fur plus de deux cent malades, démontre évidemment la néceffité, d'en venir au traitement de la charité. Avec M. *Dubois*, nous penfons qu'il faut évacuer au plûtôt la caufe du mal, & que les médicamens les plus forts font ici, les mieux indiqués, d'autant plus que les anciens Médecins, & la plûpart des modernes, font vomir dans le commencement de cette maladie, que le plus grand nombre la diftingue d'une autre efpèce, connue fous le nom de *végetale*, que tous regardent la premiere comme n'ayant pour l'ordinaire, aucun principe d'inflammation, que dans la colique végétale, ils ne font faigner que dans certains cas, quelquefois, même, ils font vomir, & qu'enfin, tel auteur

Faſſe pour être le partiſan de la Médecine antiphlogiſtique , qui penſe
d'une maniére toute oppoſée, quand
on prend la peine de le lire, plûtôt
que d'en juger ſur le témoignage
d'autrui. (a)

C'eſt ici le cas de publier la maniere de ſe préſerver de la colique de
plomb. On ne ſçauroit rendre trop
communs les moyens d'éloigner une
maladie ſi redoutable. Tout l'art con-
ſiſte à manger le matin , avant de ſe
mettre à l'ouvrage, du lard avec du
pain bis, & même d'en faire uſage dans
les repas. Nous devons beaucoup de re-
connoiſſance à M. *de Haen* , d'avoir
publié cette méthode , qu'on ne
trouvoit que dans certains livres
peu conſultés, & qui n'étoit employée
que dans quelques endroits d'Allemagne. C'eſt en uſant de cette précaution , qu'on ſe garentit de la colique

(a) Voyez les recherches ſur la colique métallique
qui ſont à la ſuite de cet Ouvrage.

de

de plomb ; on aura le même avantage
du lait, & ce dernier procèdé, indiqué par *Paracelſe*, doit l'emporter
ſur l'autre, parce qu'il eſt moins dé-
goûtant. Nous croyons même, devoir
recommander à ceux qui travaillent les
métaux, de ſe mettre au lait pour toute
nourriture, lors qu'ils ſe voyent me-
nacés de tremblement. Il n'eſt pas douteux, qu'en nourriſſant l'eſtomac,
d'un aliment graiſſeux, & le lubrifiant
ainſi, ce viſcère ne ſoit à couvert de
l'impreſſion ſiccative de la chaux du
plomb ; & ſi l'effet des particules métalliques, eſt une fois corrigé dans
l'eſtomac, les inteſtins n'en auront
plus rien à craindre.

Cette *Prophylactique*, prouve mieux
encore que tout raiſonnement, que
les premieres voies, ſont le ſiège principal, de la cauſe de la colique dont
nous parlons, elle démontre encore
que les épilepſies, les gouttes ſereines,

les tremblemens , & les paralyfies des membres qui viennent à la fuite de la colique de peintre , ne fçauroient dépendre d'une affection primitive du cerveau & qu'elles font encore moins le produit d'une inflammation des tuniques de la moëlle épiniére. Les nerfs dans cet état d'atonie, paroiffent affectés par une compreffion trop continuée qui les a paralyfés, peut-être même par l'épaiffiffement de la lymphe, qui fert à leur lubrification. Les fecouffes donées par l'Electricité , en attenuant cette lymphe nervale épaiffie, en agitant fortement le fyftème nerveux, relâché, & ouvrant tous les couloirs engoués par la vifcofité des fluides excrémentiels, furtout, en entretenant la liberté du bas-ventre, ne peuvent qu'être du plus grand fecours : & puifque le fer pris intérieurement , eft falutaire à l'homme, puifqu'il augmente fingulierement l'Electricité, nous ne ceffons de le dire, tout doit porter à combiner l'action électrique avec celle des martiaux.

En considérant mieux, les circonstances, qui ont accompagné les électrifations de notre paralytique, on voit que ce fecours a produit fur lui, les mêmes effets qu'on fe propofe d'obtenir dans le traitement de la colique métallique, c'eft-à-dire l'écoulement d'urine, la liberté du ventre, les fueurs, le flux des hémorroïdes, &c. Rien n'empêche donc qu'on électrife les malades dans les jours intermédiaires, le traitement n'en fera point interrompu, on fera vomir, on purgera, on donnera les calmans, les fudorifiques, & l'Electricité, mettant en jeu tous les excrétoires, il n'eft pas douteux qu'elle n'augmente l'efficacité des médicamens donnés dans cette vue. Il eft même permis d'étendre plus loin fes efpérances, l'action du fluide électrique, attaquera la paralyfie naiſſante, & puiſqu'elle peut la guérir une fois formée, que ne doit-on pas en attendre, lorſque cette maladie ne fera que commencer. Après avoir parlé des moyens de guérir la paralyſie par l'électricité, le rapport de l'effet extérieur des étincelles électriques, avec celui de l'urtication, nous engage à dire un mot de ce dernier ſecours, qui partageant le ſort de pluſieurs autres topiques, n'eſt point autant employé qu'il mériteroit de l'être (a).

(a) Il eſt étonnant que tandis que les véſicatoires, le ſéton, le St. bois, &c. ſont employés avec tant de ſuccès, on ne faſſe pas revivre auſſi l'uſage des ventouſes. Un Auteur qui doit en partie ſa célébrité à la hardieſſe avec laquelle il a oſé attaquer le ſentiment des grands hommes, & combattre les faits les mieux accrédités, a dit : *qu'il n'eſt pas poſſible de prouver l'effet de ces remedes.* Garengeot. *Inſtrumens de Chirurgie*, tome 1, page 407. Se dit-ce ſur ce ſimple témoignage qu'on auroit ceſſé de ſe ſervir des ventouſes en France ? les Italiens & les Habitans de nos Provinces méridionales ne les regardent pas d'un œil ſi indifférent. Dans ces contrées, les vieux Medecins ſaignent peu les enfans & les vieillards, ils appliquent au contraire les ventouſes ſcarifiées. Les ſuccès répondent aſſez aux eſperances conçues en faveur du topique ; l'évacuation ſanguine ſe fait par la même voie que celle des hémorragies, elle en a les qualités, pourquoi n'en auroit-elle pas les effets ? Pour ſentir les avantages de ce ſecours, il faut ſe dépouiller aupara-

On connoît, fous le nom d'urtication, les coups donnés fur une partie
quelconque du corps humain, avec
des branches d'ortie piquante, par lefquels la peau battue devient éréfypela-
teufe. *Celfe* le 1er Auteur qui paroiffe faire mention de ce topique, l'emploïoit
contre la paralyfie, & le place avant

vant des préjugés des méchaniciens, n'être pas trop porté
pour la faignée, & fur tout êrre bien perfuadé que l'é-
vacuation la plus copieufe qui fe fait par les gros vaiffeaux, ne vaut pas quelques gouttes de fang repandu
par les arterioles qui rampent à la furface du corps muqueux. L'ufage des ventoufes eft très ancien ; de nos
jours *Laurent Heifter* en a fait le plus grand éloge, *Chi-
rurg. tom.* 11, *page* 454, après lui *M. Philip* notre
Confrere en a publié les avantages, dans une thèfe précieufe par les recherches de l'Auteur.

Nous croyons qu'on nous fçaura gré d'ajoûter quelque chofe fur les ventoufes féches, leurs bons effets dans
les paroxyfmes hifteriques a été remarqué plus d'une fois
par les Medecins ; mais voici un fait qui vient à l'appui de cette pratique. Dans quelques places maritimes
de Provence, les femmes d'un état inferieur, affez fu-
jettes aux affections vaporeufes, qu'elles appellent *mal de
mere*, ont coutume de chercher du foulagement dans
l'application d'une petite marmite de terre fur leur
nombril, elles ne manquent pas d'y introduire auparavant une ou deux chandelles allumées. Cette marmite
fe colle fur la peau, & l'attire. Comme le paroxyfme fe
diffipe par ce moyen, le peuple qui perfonifie le mot *mere*,
croit que la mere va fe loger dans la marmite, & qu'elle
fort ainfi du corps dans lequel elle faifoit des ravages. Ce
topique, comme on voit, ne differe en rien de la ven-
toufe feche, & les fuccès qu'on en retire prouvent qu'on
devroit ne pas le négliger dans de pareilles circonftances.

E iij

le synapisme. D’après ce Mèdecin, il est utile d’irriter l'extérieur du membre paralytique, ou avec des orties, ou avec un cataplasme de moutarde, & de ne discontinuer cette irritation, que lorsque la peau à commencé de devenir rouge (*b*). *Arætée* recommande l'urtication contre la léthargie, il veut qu’on rechauffe les malades, & qu’on les réveille par ce moyen. Frappés, dit-il, les jambes des léthargiques avec l’ortie, les parties imperceptibles de cette plante, qui s’attachent à la peau, ne s’y arrêtent pas long tems, elles n’excitent qu’un prurit & une douleur legere : C’est un stimulant modéré qui fait tuméfier la partie, & qui la rechauffe (*c*). *Rolfink*, qu’on cite, comme un auteur à consulter sur

(*b*) *Prodest etiam torpentis membri summam cutem exasperasse, vel urticis cæsam, vel imposito sinapismo sic ut ubi rubere cæperit corpus, hæc removeantur.* Celf. lib. 3, cap. 27.

(*c*) *Urticâ cruri verberato. Tenuissimæ namque urticæ partes adhærentes non diu perseverant, sed pruritum & dolorem non gravem inferunt : mediocriter verò stimulant & tumefaciunt & calorem excitant.* Aræt. capad. de curat. acut. l. 1, cap. 11, pag. 80.

l'urtication, n'en a presque rien dit ; après avoir donné une courte notice des rubefaciens, il ajoûte, qu'on bat la peau avec l'ortie, jusqu'à ce qu'elle rougisse, & qu'il faut cesser cette opération, lorsque la rougeur se manifeste (*d*). L'historien de l'Academie Royale des sciences, annonce la guérison surprénante d'un paralytique par l'urtication (*e*), cette observation, qui n'est point détaillée, est de M. *Gros*, Médecin d'*Arles*, peutêtre est-ce de ce Médecin dont veut parler M. *de Sauvages* dans sa dissertation sur l'Electricité médicale (*f*). On soutint encore à Montpellier en 1758, une Thése sur l'urtication, dans laquelle on concluoit en faveur de ce reméde. A ces témoignages, nous ajouterons ce que nous avons eu lieu nous-même d'éprouver.

(*d*) *Urticatione urgentur ad ruborem, quo apparente cessandum.* Rolfinck, ord. & method. medic. special. lib. 4, sect. 9, p. 2.
(*e*) Année 1741, page 71.
(*f*) Dissertation sur l'Elect. méd. p. 351.   E iij

Dans l'hyver de mil fept cent foixante, étant Médecin d'hôpital, la nommée *N.* Payfane, âgée de foixante-cinq à foixante-dix ans, nous fût amenée prefqu'au moment où elle venoit de tomber en apopléxie. Après les remedes généraux, revenue à elle-même, elle refta paralytique de tout le côté gauche. L'hémiplégie étoit fi complette, que quoique la malade eut entierement recouvré l'ufage de fa raifon, fa langue étoit encore liée, fa bouche retirée du côté droit, & elle ne pouvoit rien retenir dans fon bas-ventre. Le côté gauche froid au tact, paroiffoit fans fentiment, notre hémiplégique, fe plaignoit cependant d'un courant d'air froid, qui, difoit-elle, s'éntendoit du fommet de la tête le long du côté affecté. Deux heures après fon retour à elle-même, l'extrémité inférieure devint plus fenfible, & donna des fignes de mouvement, la fupérieure molaffe, pendante, & relâchée, étoit toujours dans le même état. Nous ne rappellerons point ici, les remedes intérieurs, par lefquels nous attaquames cette paralyfie, ils fùrent tels qu'on les trouve preferits dans les meilleurs auteurs. Quand aux exterieurs, les linimens huileux aromatiques, n'amenant aucun changement, nous nous déterminames à faire battre les membres paralytiques avec la plante d'ortic. Les premieres urtications furent peu fenfibles, & n'eurent pas grand fuccès. Dans la fuite, elles promirent d'avantage, la partie interne du bras fut la premiere à fentir, à la fixiéme urtication, le fentiment étoit très-vif. Alors les mufcles fléchiffeurs fe contracterent, on vit le bras, l'avant-bras & lepoignet fe plier, les doigts devenir crochus, & dans cet état, au bout de huit jours d'urtication, à deux par

Jour, la malade ouvroit & fermoit fa main à moitié. Les extenfeurs de cette extrêmité, ne donnoient encore aucun figne de mouvement bien marqué, mais leur fenfibilité augmentoit à mefure, & lorfqu'on frappoit la peau qui les recouvre, il fe faifoit une contraction cutanée, avec un mouvement de toute la partie en en haut, qui annonçoit au moins quelques legeres contractions du mufcle deltoïde. L'extrémité inférieure par ce moyen, avoit recouvré prefqu'en entier fon mouvement. Ayant manqué d'ortie pendant quelques jours, nous nous propofions de l'électrifer, lorfqu'une feconde & derniere attaque caufée par intemperance, interrompit le cours de nos opérations. Cependant le fuccès que nous avions eu, & le témoignage des Auteurs cités, ne laiffent aucun doute fur l'utilité de l'urtication dans une infinité de circonftances. Les Curés de campagne, les Dames charitables, les Payfans mêmes, devroient mieux connoître ce fecours pour s'en fervir dans l'occafion, le moyen eft facile & peu difpendieux, il ne faudroit pourtant pas l'employer au-delà du tems marqué, la rougeur éréfipela-teufe eft le figne auquel il faut en fuf-pendre l'ufage, fi l'on va plus loin, ce qui ne faifoit qu'un éréfypèle fimple, fe change en éréfypèle boutonneux, & la partie s'engorge, fe tumefie, & fuppure. Cet accident vient d'arriver à Paris, à un goutteux, qu'un garçon Tailleur s'ingérant de faire la méde-cine, s'eft avifé de traiter par l'urti-cation ; au lieu de fe borner à exciter une rougeur modérée, ce Charlatan a pouffé l'urtication au point de caufer un engorgement & une fuppu-ration, dont on ne peut encore pré-voir les fuites.

Le moyen de calmer les effets

de l'urtication, c'est d'étuver la partie avec du vin chaud. Par cette pratique recommandée dans la matiere médicale de *Géoffroy*, nous n'appercevions presque pas de rougeur, toutes les fois que nous recommançions d'appliquer ce topique, quoique les intervalles ne fussent que de 12 heures. De ce que nous venons de dire, la propriétéde l'urtication paroît être la même que celle des autres rubefacians, mais son action est plus prompte, & se dissipe plus vîte, lorsqu'on a soin de l'administrer avec précaution. Le gonflement que ce topique attire, & la sensibilité qu'il rapelle, demontrent & son action sur le tissu cellullaire, & l'ébranlement qu'il cause sur toute la machine (*); on nous dispensera

(*) Nous ne sçaurions ici nous dissimuler que tous les Auteurs ne se réunissent pas à dire du bien de l'urtication; nous en trouvens qui préferent de battre la partie avec un fouet ordinaire plutôt qu'avec les branches d'orties. Ce n'est pas qu'ils aient jamais observé de mauvais effets de l'usage de cette plante ; mais par cette seule idée que les piquants de l'ortie sont des especes de trompes aigues, à la base desquelles est une vessie qui exprime un suc âcre,

d'entrer ici dans un plus long détail ;
revenons à l'Electricité médicale, de
laquelle cette épisode nous a un peut-
être trop écarté.

dans la plaie faite par cet instrument. *Ma delle urticazion io poi non saprei, che dirmi ; poichè quanto eccellenti pratici nè commendano l'uso, altrettanto la ragione par, che le renda soffette ; avvegnacchè l'azion, che le urtiche fanno non dipenda solo da quegli spicoli, onde è il difetto delle loro foglie cosperso ; ma eziando da un umore acre, e mordace, e caustico, che si alloga in certe vesciubette, che stanno ciascuna nella base di ogni uno di quei spicoli, ed il quale, qualora si praticano l'urticazioni se ne smunge, e scappa fuori, e s'insinua nelle punture fatte da' detti spicoli nella cute : e noi non sappiamo se in tutto sia sicuro quel mordace liquore, e non possa produr danno alcuno. Laonde io dico solamente, che potendo si benissimo compiere all' uffizio di quelle colle battiture e le strofinazioni, sia da farne dimeno.* Luigi visone, util uso delle battiture, pag 109. Ce sentiment, comme on le voit, est fondé sur les observations micrographiques de Hooke. Or, comme ces observations, ainsi que toutes les autres découvertes trop subtiles faites par le secours des verres paroîtront toujours douteuses, il nous sera permis de n'être pas si appréhensifs que l'Auteur cité. D'autant mieux qu'à l'observation de Hoock, nous opposons des raisons tirées de l'analogie, qui nous paroissent peremptoires. On connoît une espece d'haricot exotique que les Botanistes nomment *phaseolus, hirsutus, virgatus, purigineus.* Plum. Catalog. p. 8. En François, *Poir pouilleux d'amerique.* La gousse de cet haricot une fois seche & ridée, dépose un duvet très-fin que le souffle emporte, mais qui cependant s'attache si fort à la peau, qu'on a droit de le regarder comme un très puissant rubefacient. Nous en avons fait l'essai sur nous-mêmes ; nous ne touchions qu'un bocal dans lequel ces gousses étoient renfermées, à peine il s'étoit échappé quelques parties imperceptibles de ce duvet ; nos doigts dans lesquels ces mêmes par-

En rappellant les expériences de M. *de Haen*, nous avons vû que ce médecin avoit fait repousser des dartres rentrées, & des boutons de petite vérole, & qu'avec cette éruption, les accidens les plus graves s'étoient dissipés ; quelle espérance de pareils succès ne donnent-ils pas ? rien n'est plus commun que les dartres, rien n'est plus dégoutant, rien n'est plus à craindre. On a lieu de regarder ce genre de maladie comme le dépôt critique d'une humeur, qui sans cela, se jetteroit sur d'autres parties, & causeroit des accidens encore plus fâcheux.

ties s'étoient implantées furent long-temps à sentir le prurit le plus incommode, & même il s'éleva des petites cloches dans les endroits que le duvet avoit plus particulierement affecté. L'effet de ce topique est, on ne peut pas plus, semblable à celui de l'ortie, & comme le duvet une fois detaché de la tunique n'en agit pas avec moins d'efficacité, on ne peut pas raisonnablement avoir recours à des vésicules remplies d'une humeur âcre, pour rendre raison de la démangeaison mordicante qu'il excite : pourquoi donc l'ortie n'agiroit elle pas de la même maniere ? Au reste, quand même il s'exprimeroit un suc âcre, ce suc ne seroit jamais si mordiquant que celui des mouches cantharides & du *clematitis* dont on éprouve tous les jours les salutaires effets.

Mais comment perfuader de la néceffité de vivre avec fes dartres, ceux que
le defir de paroître en public, une
propreté dont il font jaloux, & mille
autres raifons féduifantes, portent à
chercher tous les moyens poffibles
de les faire paffer? on a d'abord recours à la médecine, lente, dans ces
circonftances, & fouvent infructueufe,
elle n'offre guère que des palliatifs, jamais elle ne flatte ceux qui la fuivent.
Ennuïés des longueurs d'un traitement
prefque toujours inutile, les malades
ont recours à ces peftes publiques.
A ces hommes obfcurs qui fans lu-
miere & fans titre, aux mépris des
loix qu'ils devroient redouter, & à la
faveur de l'obfcurité, à laquelle ils
font condamnés, prêtent leurs mains
homicides, aux vûes infenfées des
malheureux qui veulent guérir de leur
maladie. Qu'en arrive-t-il? les dartres
rentrent, l'homme à prodiges fe re-

tire, mais le mal couve fourdement,
bien-tôt un viscère ou plusieurs à la
fois font affectés, & de la pullule,
cette foule de pulmonies, de kirres au
foie, d'apopléxies ou autres maladies
plus graves qui toutes reconnoissent
la même cause. C'est alors que se jus-
tifient les apréhensions du médecin,
c'est alors que l'homme instruit paroît dans tout son jour, & qu'on cesse
de le confondre avec l'ignorant, qu'on
lui avoit d'abord substitué , souvent
avec une sorte de mépris. Alors les vési-
catoires font employées, on a recours
au seton, on établit un cautère; moyens
utiles, il est vrai, dans ces sortes de
cas, mais rarement suffisans, puisqu'incertains sur la qualité de l'humeur qu'on évacue, & ne la faisant
couleur que par une voie différente
de celle qu'elle s'étoit frayée d'abord,
on ne remplit qu'à-demi les vûes de
la nature. Qu'on aie recours à l'Electricité,

tricité , qu'on fasse reparoître les dartres : instruits par une triste expérience , les malades se croiront trop heureux de revenir à leur premier état, & si les découvertes faites à Vienne se soutiennent en France , on pourra par ce moyen , conserver les jours d'un nombre considérable de Citoyens

Il est presqu'inutile de rappeler les suites fâcheuses d'une petite vérole : les dépôts varioleux se portent indistinctement sur toutes les parties, & comme si la fureur du mal cherchoit à se réunir dans un seul point, l'humeur de ce dépôt, d'une âcreté sans égale , ronge, pénetre, corrode jusqu'aux os. *Sydenham*, veut qu'on prévienne ces accidens par les saignées, & par les purgatifs : l'inoculation semble nous dispenser de ces précautions , en adoucissant la férocité de la maladie , & nous mettant à l'abri de ses suites:

F

Quelque parti qu'on embraſſe, ces accidens ne paroiſſent pas moins venir de ce que l'éruption n'a point été ſuffiſante, & la dépuration complette. Encore une fois, ſi l'on peut ſe flatter d'obtenir à Paris de l'Electricité, les merveilles qu'elle à produit à Vienne, ce moyen ſera la pierre de touche pour connoître s'il ne reſte plus dans le corps du convaleſcent, aucun venin variolique, & rappellant à la peau ce venin, il diſſipera les accidens cauſés par ſa preſence. Que ſai-je, ſi dans le cas d'une petite vérole rentrée, ou qui pouſſe trop lentement, par foibleſſe de la part du ſujet, l'Electricité ne ſeroit pas le meilleur cordial, le meilleur reſtaurant, le plus puiſſant ſudoriſique. Peut-être nous fourniroit-elle un moyen de plus, pour aſſurer les ſuccès de l'inoculation (*a*). Les Praticiens conoiſſent tous cette toux opiniâtre qui ſurvient à la ſuite de la rougeole;

(*a*) Voyez nos obſervations ſur la meilleure maniere d'inſerer la petite verole.

Ils sçavent que quoiqu'ils faffent, & quelque foient les remedes indiqués, les enfans, tôt ou tard, tombent dans le marafme, & meurent du poulmon. Dans ce cas, où l'art eft en defaut, l'Electricité femble préfenter un fecours plus efficace, ce qu'elle peut pour la petite vérole, pourquoi ne le pourroit-elle pas pour la rougeole, dont les fuites dépendent en tout du même méchanifme ?

Que de maladies ne trouverionsnous point encore, contre lefquelles l'Electricité peut être avantageufe ! il eft des fiévres intermittentes fans caufe manifefte, qu'on a droit de regarder comme entierement nerveufes. La peur, la joye, la trifteffe, l'afperfion d'eau froide, l'immerfion, & mille autres moyens de caufer une révolution fubite fur tout le corps, ont plus d'une fois chaffé, ou renouvellé le mouvement febrile ; c'eft ici le cas, ou jamais, d'essaier de l'Electricité.

En général, on doit attendre de bons effets des courans électriques, dans tous les mouvemens convulsifs intérieurs, dans les palpitations du cœur, les hoquêts de même nature. Et dussions - nous passer pour enthousiastes, l'Electricité nous paroît indiquée dans la galle rentrée, maladie souvent si difficile à guérir (a). Dans les accidens, survenus à la suite d'une suppuration supprimée, d'un ulcère qu'on a fait fermer à contre-tems, d'un cautere dont on a tari l'écoulement sans précaution, &c. &c. Peut-être même dans la fausse péripneumonie, *Péripneumonia notha*. Cette maladie catharrheuse, dans laquelle

(a) Les accidens qui surviennent après une galle répercutée sont terribles. Nous avons vû plusieurs maladies chez qui le virus galleux s'étoit emparé de la poitrine & produit un asthme si violent, qu'il continua, qu'à la fin, après avoir essayé inutilement de tous les remedes, ils succomboient.

on redoute moins l'inflammation qu'un engorgement muqueux des bronches. L'Electricité foutiendroit les effets du kermès indiqué dans ces circonſtances, & faciliteroit l'expectoration. Terminons ces conjectures, par quelques obſervations rapportées par différens Auteurs ſur l'Electricité médicale, & qui toutes viennent à l'appui des raiſons, qui nous les ont faites avancer.

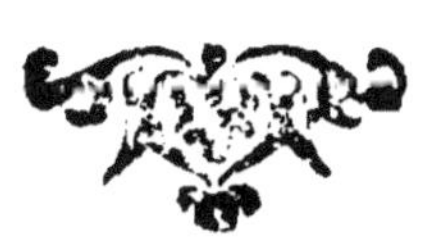

OBSERVATIONS.

En faveur de la Medecine électrique.

UN quinquagenaire étoit depuis plus de 12 mois, paralytique du côté gauche, l'usage intérieur des nervins, & des topiques combinés avec quelques purgatifs, les frictions de différens genres, & plusieurs ventouses appliquées tous les deux jours, soulagerent cet infirme, mais ne le guérirent pas : sept semaines d'électrisation le rétablirent.

2. Un autre homme, âgé de trente-neuf ans, à la suite de la goutte, resta paralytique du côté gauche, en même-tems, cette moitié de son corps devint douloureuse, & tomba dans le marasme. Il avoit essaié de toutes sortes de remedes, par 34 fois il s'étoit fait transporter aux eaux de *Bade*,

pour s'y baigner, & toûjours fans fuccès. En deux mois de tems, il guérit
par l'Electricité. Sa jambe trainoit
pourtant encore, mais c'étoit fi peu de
chofe, que le malade ne voulut plus fe
faire électrifer.

3. Une femme de quarante-huit ans,
étoit paralytique depuis fa quarantié-
me année. Un faififfement qu'elle eût
à la fuite des couches, en apprenant
l'affaffinât de fon mari, l'avoit mife
dans ce fâcheux état. D'abord fes pieds
fe paralyférent, puis ils réprirent leur
mouvement, & la paralyfie s'empara
des deux bras, qui devinrent froids
& livides. En trois mois d'électrifation, fes extrémités réprirent leur
chaleur naturelle, leur mouvement
revint en partie, & la malade remuoit
fes doigts; mais n'ayant pas affez-tôt
recouvré l'ufage de fes poignets, elle
fe dégouta de l'Electricité.

4. Une fille de quatorze ans, ayant

depuis long-tems fa tête couverte d'une gourme fuppurante, fût guérie par l'application d'un certain onguent. Bien-tôt les glandes du col s'endurcirent, & ne difparurent que pour aller former au-deffous du menton, une tumeur qu'un Charlatan diffipa avec fon eau, qu'il appelloit *aurifique*. Peu de tems après, le côté gauche de la malade tomba en paralyfie. Trois mois & demi d'électrifation, firent reparoître la gourme, & cette fille guérit de cet accident; elle avoit feulement quelque peine à remuer fes doigts.

5. Une autre fille, âgée de cinq ans, eut à la fuite de la petite vérole, & de la rougeole, une toux fréquente, & finit par cracher du pus: mais les crachats s'étant fupprimés, elle fut attaquée de cette convulfion, connue fous le nom de *danfe de Saint-Guy*: convulfion qui agitoit les bras, les pieds & le vifage. En deux mois qu'elle

qu'elle fût électrisée, ses bras & les
jambes se couvrirent de quantité de
pustules qui s'éleverent en croutes très-
dégoûtantes ; quelques purgatifs ont
achevé de la guérir.

6. Une 3.ᵉ fille de 14 ans, avoit
fait pendant sept mois, tous les remedes imaginables, contre la même
maladie convulsive, mais plus forte
encore que la précédente. Quinze
jours d'électrisation la rétablirent parfaitement, à cela près d'une legere
pesanteur dans les membres, qu'elle
crût devoir négliger.

7. Un Ecrivain public, étoit depuis
deux ans paralytique à la suite d'une
goutte vague, il ne pouvoit presque
pas remuer ses pieds, encore moins
écrire, & on le faisoit manger comme
un petit enfant ; quinze jours d'électrisation ont suffi pour lui redonner
l'usage de ses jambes, & lui rendre la
faculté d'écrire, qui le faisoit vivre.

G

8. La main d'une jeune fille de quatorze ans, groffit, fe tuméfia, & devint livide, fans qu'on pût pénetrer la caufe de cet accident ; fes doigts fe fermerent, & le pied gauche entra en convulfion. Au bout d'un mois d'électrifation, elle fut prefque entiérement rétablie.

9. Une autre, âgée de douze ans, commença par balbutier, elle remuoit continuellement fes levres, tantôt, elle tiroit la langue, tantôt elle la rouloit dans fabouche, fes yeux entroient dans des mouvemens, très-irréguliers, & les grimaces de fon vifage étoient à faire peur ; à cela fe joignoit la convulfion des membres, en forte que les parens étonnés, crurent voir dans tous ces accidens, l'effet d'une poffeffion. Après fix femaines d'électricité, elle fût guérie auffi parfaitement qu'on pouvoit le défirer.

10. Une femme de vingt-trois ans, à la fuite d'une maladie de poitrine,

dont on l'avoit traitée dans un autre hôpital, resta avec un tremblement violent de ses mains & de ses pieds. En seize jours d'électrisation, son tremblement fut dissipé.

11. *Eyserle*, Doreur, avoit depuis cinq ans, un tremblement de membres, qui depuis cinq semaines, étoit considérablement augmenté ; sa voix entrecoupée, le faisoit balbutier, au point de ne pouvoir se faire entendre. L'électrisation continuée pendant vingt-six jours, le tira d'affaire.

12. *Lackner*, autre Doreur, âgé de vingt-cinq ans, fut pris de la même maladie dans le cour de l'hyver, (ses extrémités supérieures étoient principalement affectées). Au printems, les symptomes effrayans que ce tremblement présentoit , augmentèrent au point, qu'il ne pouvoit ni travailler, ni boire ni manger seul, pas même parler d'une maniere intelligible, il falloit

l'habiller, le nourrir, comme un enfant, & même l'aider à rendre ses urines. D'ailleurs, il ne sentoit aucun mal. Trois semaines d'électrisation l'ont délivré de cet état fâcheux.

13. Le frere du même, âgé de vingt ans, & du même métier, trembloit aussi depuis six mois. Neuf mois après, son tremblement augmenta si fort, qu'il se vit hors d'état de travailler; *Lackner*, ne pouvoit monter quelques marches, sans courir le risque de tomber. Son balbutiement l'empêchoit de se faire entendre, & comme son frere, il avoit besoin d'un secours étranger pour se nourrir, s'habiller, &c. Enfin, l'année révolue, il lui fût impossible de sortir de sa maison : le mal augmentant avec les chaleurs de l'été, on le vit plûtôt se traîner que marcher dans les ruës, c'est dans cette triste situation, qu'il eût recours à l'Electricité. Il n'en eût

pas fait ufage quatorze jours, qu'il fut
en état de manger & de boire t   .
feul ; il commença de réprendre   .
travail, fans autre incommodité qu'un
leger tremblement de jambes : huit
jours après, il étoit en entier à fon ouvrage, & fe faifoit entendre plus diftinctement qu'avant de tomber malade.

14. *Pachinger*, Doreur, à l'âge de
trente-quatre ans, avoit éprouvé un
tremblement, dont il fe croyoit quitte,
lorfque trois ans après, fes jambes
fûrent un peu affectées, & fes bras
tremblerent confidérablement. Depuis
deux ans il balbutie, & n'eft pas plus
habile à fe fecourir qu'à parler, il
marche avec tant de peine, que fouvent il fe laiffe tomber, & ne fe releve
qu'en fe renverfant en quelque façon
en arriére; fon peu d'exactitude à
retardé fa guérifon. Electrifé au mois
d'Août, il n'a commencé à fe fervir
de fes mains, qu'au mois de Mars de

l'année suivante, en Avril, il étoit retourné à son ouvrage, il parloit très-bien, & marchoit d'un pas assuré.

15. *Pulman*, metteur en Œuvre, âgé de cinquante ans, ayant souvent besoin d'un or très-ductil pour ses ouvrages, fond ce métail avec le vif-argent, pour le rendre plus pur par cette préparation; il dore aussi quelquefois, quoique rarement. Cet artiste est sujet depuis long-tems, à des tremblemens qui vont & qui viennent; il eut il y a trois mois, cinq à six jours de fiévre, après lesquels, ses tremblemens empirerent au point qu'il ne put presque ni parler ni travailler, & qu'on fut obligé de le faire manger. Quatorze jours d'électrisation lui ont rendu la parole, il mangeoit sans le secours d'autrui, & commençoit à reprendre son ouvrage, un mois après, il a cessé de trembler, à l'exception du pied droit, qui n'est pas totalement raffermi.

16 Joseph *Hengstberger* , Doreur, âgé de quarante ans , étoit sujet à des tremblemens, qu'il négligea tant qu'il pût faire son ouvrage ; mais depuis trois mois, ne pouvant ni écrire , ni dessiner , ni dorer , encore moins se servir de ses mains, pour manger, la nécessité l'a fait recourir à l'Électricité. En sept semaines de tems, on l'a vû pouvoir écrire, dessiner, & manger tout seul : le mois suivant, il étoit parfaitement rétabli , à cela près d'une douleur, comme rhumatismale, dans les membres , de laquelle quelques remedes intérieurs l'ont délivré, dans deux mois de tems. *Hengstberger* se porte mieux que jamais.

17. La femme de *Bergerin* , âgée de cinquante-un ans , en dorant avec son mari, avoit contracté un tremblement de tout son corps, qui la détenoit dans son lit, depuis neuf mois, épouvantée par le feu qui prit à sa maison ;

elle eût affez de force pour le quitter avec précipitation, & fe conduire fur une chaife. Mais fes membres trem- bloient toujours, fa tête fur tout, éprouvoit de fi vifs ébranlemens, que la malade en étoit éveillée dans le fort de fon fommeil, & ne pouvoit prefque plus s'endormir de la nuit, outre cela elle balbutoit encore, & avoit befoin d'aide pour prendre fa nourriture. En fept femaines, l'Electricité à calmé le mouvement des mufcles de la tête ; le fommeil n'eft plus interrompu, la malade mange, boit toute feule, parle diftinctement, & a repris fon ouvrage : cependant, il lui refte encore un peu d'ébranlement de la tête, lorfqu'elle ne la tient pas appuyée ; on con- tinue de l'électrifer.

18. *Meifner*, Doreur, âgé de trente- neuf ans, avoit un tremblement des mains qui l'empêchoit de travailler. A la trentiéme électrifation, cet ouvrier

étoit en état de dorer ; quatre jours
après il sentit dans ses membres, des
douleurs semblables à celles du rhu-
matisme, pour lesquelles on lui préf-
crivit quelques remedes.

19. *Pachinger*, fils de celui qui a
fait le sujet de la quatorziéme observation, est un Doreur, très-employé
depuis deux ans ; il y a deux mois
qu'il fut pris d'un tremblement des
mains, duquel quatre électrisations
l'ont délivré.

20. *Feirstein*, Forgeron, à quarante-
huit ans, sentit ses bras se refuser au
travail ; bien-tôt, ses doigts perdirent
leur force, se recourbérent, & de-
meurerent dans cet état. Cet accident
fut suivi d'une douleur qui commençoit à la nuque, & de-là, s'étendoit
jusqu'au bout des doigts. Il fût électrisé ; chaque jour on appliquoit à
l'occiput, & sur les épaules, les ventouses sèches ; en sept samaines de tems, il

remua ſes doigts & ſes bras, les éten-
dit, écrivit, & ne reſſentit preſque plus
ſon infirmité.

21. *Keſtler*, Tailleur, âgé de
trente-ſix ans, agité ſucceſſivement
par la colere, & par la frayeur, demeura paralytique de ſes membres ,
de ſes joues , & de ſa langue. Cinq
mois paſſés dans cette ſituation deſ-
agréable , il eut recours à la médecine
électrique ; le ſuccès qu'il en retira
d'abord, ne fût pas bien marqué; le malade n'eût d'autre ſoulagement, qu'un
peu plus de liberté dans les jambes.
Au cinquiéme mois d'électriſation ,
ſa langue, ſes joues, & ſes membres,
donnerent des ſignes de mouvement.

22. *Grutſch*, Matelot, âgé de qua-
rante-deux ans, étoit entrepris de tous
ſes membres, par une paralyſie ſurvenue, inſenſiblement à la ſuite d'une
fiévre tierce, qu'il avoit eu auparavant.
Une eſpèce de crampe déchiroit ſes

genoux, ses bras lui faisoient mal,
& tomboient dans le marasme ; il suoit
chaque nuit, & souffroit jusqu'aux
larmes, d'un poids semblable à celui
d'une masse de plomb, qu'il disoit
sentir dans l'abdomen, vers le nombril, & quelquefois un peu plus haut.
Cependant, son bas-ventre étoit mol
au toucher, ses viscères paroissoient
en bon état ; mais les bouts des doigts
& des orteils étoient douloureux, &
le malade avec un teint plombé, demeuroit sans vigueur, & sans force.
Des fortes frictions, & l'usage com-
biné des nervins & des doux laxatifs,
ayant relaché les muscles de cette capacité, on la ceignit fortement avec
une serviette, & dans cet état, *Grit-
sch* fût électrisé. Le premier mois, ses
jambes alloient un peu mieux, il ne
se passa rien de nouveau, ni dans le
second, ni dans le troisiéme, mais
on a peine à croire quels fûrent les

fuccès de l'Electricité vers la fin du quatriéme mois, très-difpos, & ne fouffrant prefque plus de fon bas-ventre, ce matelot eft retourné à fon premier métier.

23. *Zcilder*, cet Ecrivain qui a fait le fujet de la feconde obfervation , n'ayant pas fuivi affez long tems les électrifations, fentoit par intervalle, un commencement de paralyfie, & fouffroit beaucoup de la nuque, fans que cette incommodité l'empêchât d'écrire. Electrifé plufieurs fois cet été, même fur l'occiput, il s'en trouve mieux, il n'eft pourtant pas entie-rement délivré de fes douleurs.

24. Claire *Bergerin*, âgée de douze ans, fût attaquée vers la mi-May , d'une danfe de S. G. les mains étoient fi foibles , fi tremblantes, qu'elle ne pouvoit s'en fervir. A la quatriéme électrifation , elle fe vît en état de filer & de prendre toute feule fa nourriture :

trente-cinq jours après , elle avoit recouvré parfaitement l'usage de ses membres ; à l'exception de la main droite , à qui il restoit encore un peu de foiblesse ; son col se couvrit ensuite de tubercules, qu'un seul purgatif fit disparoitre , au bout de vingt-sept jours , la main reprît aussi ses forces.

25. *Jordinin*, fille du même âge , délivrée depuis trois ans , d'une semblable maladie, deux ans après, sembloit menacée de rechute. Comme ses premieres voies paroissoient chargées de bile , elle fit usage pendant quelques jours , de la pulpe de tamarinds pour dégager son bas-ventre , & prévenir tout accident : au mois de May, ses convulsions la reprirent , sans qu'on pût en deviner la cause ; les remèdes employés jusqu'alors , les topiques , les nervins , tout fut inutile ; elle se fit électrifer, & dans deux mois se vit rétablie.

26. Depuis long-tems, *Lorenz* , jeune Tailleur avoit son col affecté de tumeurs & d'ulcères : il lui survint entre-autres , une dureté qu'aucun remede ne put ni résoudre ni faire suppurer. Son col étoit tout de travers. Dans la suite, la paralysie s'empara de son côté droit , & ne se dissipa que pour faire place à une nouvelle tumeur qui pour lors suppura. Alors, ses yeux devinrent troubles, & il se forma un onglet sur la cornée , transparente ; bientôt après le malade tomba tellement, que le côté droit devint presque immobile, les remedes qu'on employa, tant dans l'intérieur qua l'extérieur , n'eurent aucun succès : l'Electricité seule lui rendit l'usage des parties paralysées, l'œil seul, ne recouvra la vue, que par l'usage du tabac.

27. *Eisengruber* Maréchal ferrant , à l'âge de quarante-huit ans fut attaqué d'une paralysie scorbutique, l'Electricité irrita ses douleurs.

28. *Pozin*, fille, âgée de quinze ans, après deux ans de paralyfie du bras gauche, eft guérie par l'électrifation. Les feuls adducteurs du pouce, l'emportent fur les extenfeurs, & les adducteurs de ce doigt, mais ce reliquat fe diffipe infenfiblement par le même moyen.

29. *Fridingerin*, âgée de cinquante-fept ans, depuis quatre ans, trembloit des mains & des pieds, au point de ne pouvoir ni les remuer ni marcher. Ses membres lui faifoient des douleurs fi grandes, qu'à peine la laiffoient elle dormir une heure fans l'interrompre. C'étoit un vrai rhumatifme. Préparée comme il convenoit, elle fut électrifée. A la troifième électrifation, la malade fe tenoit de bout toute feule, faifoit quelques pas, & commençoit à fe fervir de fes mains ; enfin, au bout de deux mois, la même femme qui ne pouvoit repofer plus

d'une heure, dormit les nuits entières
du plus profond sommeil : & se con-
duisit dans les ruës en s'appuyant
seulement, sur l'épaule d'une petite
fille.

30. Bernard *Conrad*, soldat, nerveux & de belle taille à la quarante-
deuxiéme année de son âge, fut dan-
gereusement malade. Guéri de cette
maladie, après quinze jours de service,
il sentit des douleurs dans les jambes,
qui se terminerent par une paralysie
incomplette ; il lui restoit encore assez
de mouvement pour se conduire lui-
même, appuyé sur deux potences, &
& soutenu par un de ses camarades.
Les succès de l'électrisation ne sont
point rapides, cependant, le malade
appuyé sur deux bâtons se promene ,
fléchit ses genoux, les étend, & même
se tient debout sans ce secours.

31. *Zulmin*, tourmentée pendant
deux ans de la goutte, & bien reglée
d'ailleurs

d'ailleurs, n'avoit retiré aucun soulagement des remedes indiqués dans ces circonstances, ses jambes seulement lui faisoient moins de mal, mais ses bras étoient devenus si douloureux, qu'enfin, elle en perdit l'usage. Electrisée à petites commotions dont on augmentoit insensiblement la force, dans trois semaines elle se remua sans peine, & ses douleurs cesserent pour cinq jours, après lesquels elle les ressentit de moitié moins fortes; en même tems il survint une tumeur sur l'un & sur l'autre poignet qui disparoissoit & se montroit avec les douleurs; tous ces accidens ne durerent que huit jours. Voila dix fois qu'elle est reglée depuis qu'on l'électrise, jamais ses mois n'ont coulé en si grande abondance, elle a même eu des fleurs blanches, avant & après leur apparition, ce qui ne lui étoit jamais arrivé de la vie.

32. La jeune *Moraverin*, voyoit comme des mouches & des étoiles devant ses yeux, & même depuis un an, elle les avoit si irrités & si douloureux, qu'il sembloit qu'on les eût frottés avec violence. C'est en vain qu'elle a pris la solution de mercure sublimé dans l'esprit de froment · les cloportes ont produit un meilleur effet sur son œil droit, mais *le* gauche est toujours dans le même état. A chaque menstruation les yeux lui font beaucoup de mal. l'Electricité combinée avec les nervins, a fait couler abondamment ses regles qui n'alloient presque pas auparavant ; dans trois mois son œil droit étoit au mieux, & le gauche se ressentoit à peine de sa premiere incommodité.

33. Joseph *Goffé*, âgé de soixante ans, avoit des tremblemens, qui depuis cinq ans étoient augmentés, & qui devenoient de jour en jour plus forts· Il paroissoit aussi impotent que les Do‑

reurs dont nous avons parlé ; il ne fe portoit point mal d'ailleurs. En deux mois & demi de tems, l'Electricité lui a redonné l'ufage de fes membres ; la main ne tremble plus, & fon bras autrefois exténué, reprend aujourd'hui fon embonpoint & fa force.

34. Jeanne *Poldin* enceinte, à l'âge de trente-fix ans eut une attaque d'apopléxie, dans laquelle elle accoucha fans connoiffance, & qui la tint douze jours dans cet état fàcheux. Ses fens ne revinrent qu'avec la paralyfie du bras droit ; & malgré les précautions qu'on eût de rechauffer ce côté, jufqu'à le rendre brulant au tact, la malade ne fentoit pas moins un froid intérieur. Il fallut cinq mois de tems pour qu'elle éprouvàt du mieux. Le fentiment des parties étoit revenu, à l'exception du doigt annullaire, & de l'auriculaire : mais fes pieds reftoient contournés, *Poldin*, avoit

beaucoup de peine à se servir de sa
jambe, & quoiqu'elle remua son bras
& sa main, il ne lui étoit pas plus possible de rien empoigner. Depuis, sa
voix & sa parole devinrent plus dif-
tinctes & plus intelligibles ; cependant,
le mouvement des bras étoit lourd &
pénible, la foiblesse de l'articulation
du genoüil l'empêchoit de le ployer ;
enfin, elle ne se servoit pour manger
que de sa main gauche ; quelquefois
elle sentoit des vertiges ; du reste, la
malade se portoit assez bien, & étoit reglée : six semaines d'électrisations, ont
augmentés ses douleurs, mais le mieux
qui les a remplacées est si prompt, si su-
bit, si remarquable, que depuis quelques jours, la *Poldin* remue librement
sa main droite, & s'en sert pour les différens besoins, sans laisser tomber ce
qu'elle a une fois empoigné. Le mouvement de ses genoux se fait avec ai-
sance ; toutefois, elle n'est pas dé-

livrée du sentiment de froid qu'elle éprouvoit auparavant. Ses regles coulent plus long-tems & plus abondamment que jamais; cette vertu emménagogue de l'Electricité, a fait refuser d'électrifer la femme d'un Doreur, grosse de trois mois, quoiqu'elle fût du reste plus malade encore que celle dont nous venons de parler.

35. *Plumer*, épuisé par une toux continuelle, sentoit dans sa poitrine un poids & une douleur qui ne cessoient de le fatiguer, en même tems, il rendoit par les selles une matiere glutineuse, tout annonçoit un grand embarras dans les organes de la respiration peut-être avoit-il quelque vomique considérable; il perdit peu à peu l'usage de ses extrémités supérieures, & sentit les inférieures s'affoiblir. Chaque mois son né s'embarassoit, il mouchoit une matiére purulente fétide. Le baume de copahu, les plantes vulneraires détersives, le miel & le lait, dont il avoit

fait usage penda nt seize jours , ne l'avoient point soulagé, au contraire , la paralysie des bras sembloit augmenter. Sans discontinuer les remedes il fut électrisé , sa toux diminua , l'écoulement périodique de son nez devint continuel ; & au bout d'un mois d'électrisation , *Plumer*, recouvra la liberté de mouvoir ses membres : cependant la douleur de poitrine subsiste toujours.

36. *Baugngasterin* , âgée de cinquante-neuf ans, fut long-tems a se rétablir d'une fiévre maligne. La dysurie & la strangurie, la tourmenterent pendant deux ans que dura sa convalescence : ses jambes s'engourdissoient, ses mains perdirent leur force, & ne pouvoient plus rien saisir ; enfin , elle avoit sans cesse froid au bout de ses doigts. Electrisée chaque jour, & faisant usage des bayes de buxerolle, en deux mois de tems elle se vit entiérement rétablie.

37. Adam *Schneider*, âgé de quarante-sept ans, jouilloit de la meilleur fanté, lorfque jouant de la guitarre, il fentit comme un vent froid fouffler dans la partie latérale gauche de la tête, & s'étendre le long du col, fur la poitrine, fur le bras gauche & fur la jambe du même côté. Dans onze femaines qu'il fut médicamenté, à peine recouvra-t-il un peu l'ufage de fa langue, & fi il s'appuyoit un inftant fur fon pied, ce n'étoit guere qu'en fe foutenant fur des potences. Six mois d'électricité firent revenir la joue dans fon état naturel ; il fe fervit de fon pied, fon bras alloit mieux, mais le malade ne voyoit point encore de l'œil gauche.

38. Magdeleine *Strekerin*, à trente-quatre ans n'étoit plus reglée ; fix ans s'étant écoulés dans cet état, elle eut des oppreffions de poitrine, les ongles lui tomberent, & furent remplacés par

de nouveaux très-difformes. Après quelques remedes intérieurs , on a commencé de l'électrifer , fon peu d'affiduité retarde fa guérifon , elle fent des douleurs dans les membres qui lui font éloigner les électrifations ; cependant fa fanté revient , & tout femble promettre les même fuccès pour fes bras.

39. George *Huber* , âgé de trente-fix ans , à trente-fept ans , avoit eu des douleurs , des lombes & du perinée , qui s'étoient terminées par la fortie de plufieurs petites pierres : les douleurs , au rapport du malade s'étendoient , depuis les lombes jufqu'au aînes. Le dixiéme jour avant d'être électrifé , il fentit ces mêmes douleurs caufées par une pierre , qui fe détachant des reins , tomba dans la veffie , & l'empêcha pendant quatre jours d'uriner , ou ne lui permit de rendre fes urines que goutte-à-goutte. Forcé de partir pour la campagne ,

pagne, les fecouffes de la voiture lui firent rendre ce calcul, avec une grande abondance d'urine : mais les premiers fymptomes ne s'étoient pas diffipés. A peine neuf jours furent écoulés, que s'éveillant dans la nuit, il s'apperçut qu'il avoit le bras droit paralytique, le jour fuivant fa jambe & fa langue le devinrent de même, & l'hémiplégie fut des plus complettes : la parole feule paroiffoit moins gênée, lorfqu'on mit le malade à l'ufage de la buxerolle, qui foulagea fes douleurs de la veffie. En même tems, on expofa fon épine & les membres affectés, à une vapeur aromatique. Au bout d'un mois, les fymptomes de la pierre difparurent, & *Huber* fut électrifé. A la quatriéme électrifation, il fentit une nouvelle pierre fe détacher de fes reins, & la rendit tout de fuite, lui qui les autres fois étoit trois ou quatre jours à fouffrir avant d'en être délivré La ceffation des douleurs lui a fait négliger les autres infirmités.

40. Benoit *Erringer* , Menuifier , à l'âge de dix-huit ans, en travaillant, fut pris d'un vertige & d'un affoupiffement , dont la violence le fit tomber à la renverfe. Il paffa un quart d'heure fans préfence d'efprit. Revenu à lui , il fut quatre jours fans pouvoir ni marcher ni fe tenir fur fes pieds. Une faignée dégourdit un peu fes jambes, mais au commencement même de l'attaque, il eut un tremblement de la main droite, qui l'empêchoit de s'en fervir : les doigts en étoient paralyfés. Dix électrifations l'ont tiré de ce trifte état.

41. Marc *Krafft* , preffé par le fommeil, s'endormit fur fon bras droit. A fon reveil, ce même bras, la main & les doigts fe paralyferent, le pouce fur tout & l'index étoient froids & infenfibles. La paralyfie datoit de neuf

jours. Neuf électrifations l'ont entiérement diffipée.

42. *Scibaldin*, ouvriere en plomb, fut
prife de la colique de ce métail. Aux
douleurs cruelles de fon bas-ventre,
fe joignoient des déchiremens dans les
membres, & des tremblemens qui reftoient même après la ceffation de la
colique. Deux mois d'électricité, l'u-
fage des fondans & les fumigations du
bas - ventre & des extrémités, l'ont
tirée d'affaire.

OBSERVATION *du Docteur* Velfe ;
*fur l'utilité de l'action électrique dans
l'apoplexie pituiteufe.*

Une Demoifelle, âgée de vingt-
quatre ans, d'un temperament très-
délicat, tomba dans une apopléxie
pituiteufe, avec des palpitations de
cœur irréguliéres, & des battemens
contre les côtes qui fe faifoient enten-

dre à une certaine distance, tout son corps se repandoit en sueurs. Consumée avec cela par une affection chronique, & ayant été saignée peut-être six cent fois dans cinq ans de tems, elle étoit si abbatue & si foible, qu'on n'osoit tenter de l'évacuer. Il étoit tout aussi difficile de donner les spiriteux & les cordiaux, puisque la déglution étoit interrompue, & que sa langue sortoit hors de sa bouche. C'est pourquoi on eut recours aux commotions électriques, qui ne produisirent d'abord d'autre effet que de modérer la véhémence des palpitations, & de suspendre les sueurs pour quelque tems. Mais au bout de dix-huit heures, l'action de l'Electricité ayant été dirigée par deux fois dans l'intérieur des narines, la malade en parut affectée, & bien-tôt elle éternua coup sur coup, & revint après deux heures de son apoplexie.

LETTRE écrite à l'Auteur , par M. LE CAMUS, Docteur Régent de la Faculté.

En 1755 , je fis quelques expériences de l'Electricité fur le corps humain.

1°. D'abord je remarquai , que lorfqu'on reftoit électrifé pendant quelque tems, le poul devenoit conftamment plus vif & plus accéléré. J'en tirai cette conféquence, que l'Electricité pouvoit être employée dans les cas où il eft néceffaire d'exciter une fiévre artificielle, pour guérir certaines maladies.

2°. J'éprouvai fur moi - même , qu'elle me rendoit mes hémorrhoïdes, dont je ne reffentois plus ces empreintes depuis quelque tems, ce qui eft une fuite de la premiere expérience.

3°. Plufieurs femmes qui furent

électrifées trois ou quatre jours de
fuite, eurent leurs regles plutôt, ou
en plus grande abondance. Autre fuite
de la premiere expérience. L'Electricité peut donc être regardée comme un
bon emménagogue, & un bon reméde à employer dans les pâles couleurs.

4°. Après quelques Mémoires pu-
bliés fur la guérifon de quelques
fourds, par le moyen de l'Electricité,
je répetai les mêmes expériences fur
trois fourds, & je n'eus aucun fuccès.
J'introduifois dans leurs oreilles un fil
de fer enduit de poix fèche, & j'en
tirois des étincelles.

5°. Au mois de Janvier 1756,
pendant trois jours qu'il faifoit très-
froid, j'électrifai un malade qui étoit
devenu paralytique, *à la fuite d'une
colique des peintres*, je lui fis recevoir plufieurs commotions, il recouvra beaucoup de liberté dans fes mou-

vemens ; le tems devint humide, il faisoit beaucoup de brouillard, les expériences ne purent être continuées.

6°. J'avois auparavant électrisé un paralytique à la suite d'une apopléxie, sans avoir éprouvé le moindre succès.

LE CAMUS.

OBSERVATION communiquée à l'Auteur , par M. BARILLON , Docteur en Médecine , de l'Univerſité de Montpellier.

Je fus appellé , dit ce Médecin , au mois d'Avril dernier , pour voir un hémiphlégique , ſur qui l'on avoit éprouvé toutes ſortes de remedes. (Ce malade étoit fort adonné au vin , & ſa paralyſie lui étoit ſurvenue à la ſuite de pluſieurs années de dé- bauches en ce genre) D'après le re- cit qu'on m'en fit , je jugeai qu'il ne reſtoit que l'Electricité à tenter ; ſe- cours , je l'avoue , dont j'attendois bien peu. Le malade fut dès-lors électriſé matin & ſoir ; on lui donna la com- motion depuis le premier jour , & on la réïtera même pluſieurs fois. J'eus le ſoin de la moderer dans les com- mencemens , employant à cet effet

une petite bouteille remplie d'eau
froide; j'augmentai dans la fuite par
gradation, la capacité du vafe, & la
chaleur du liquide; circonftance qui
me paroît prudente, & même néceffaire. Le malade après avoir été
électrifé trois jours de fuite, commença à reffentir des fourmillemens,
des picottemens, des douleurs, & des
efpéces d'élancemens dans les parties
affligées, & dans d'autres endroits du
corps, furtout pendant la nuit. La
guérifon fit quelques progrès, le bras,
la cuiffe, la jambe paralytiques, réprirent évidemment de la fenfibilité &
de l'embonpoint. Ces bons effets faifoient renaître mon courage, je blâ-
mois mon ancienne prévention, &
enflé du fuccès, je concevois déjà les
plus belles efpérances; lorfqu'environ
le vingtiéme jour du traitement, le
malade fut atteint d'une violente fiévre aigue. Les remédes indiqués en

pareil cas furent mis en uſage, l'homme fut hors de danger le ſeize, & guéri en même-tems de ſon hémiphlégie. Il eſt vraiſemblable que la fiévre n'a agi ici que comme fait d'ordinaire l'Electricité. (Les expériences faites par pluſieurs Sçavans ſur différens paralytiques, ou même ſur des perſonnes ſaines, ſemblent prouver l'identité de leurs effets , par la reſſemblance des phénoménes qui en réſultent chez les animaux : voyez entr'autres M. *Jallabert* , Expert ſur l'Electricité , *pag. 87* , § *119 & 120* ,) c'eſt-à-dire qu'en augmentant la rapidité des fluides, elle a fait pénétrer le principe de la vie dans les parties qu'il avoit abandonnées.

L'on a quelques exemples de paralyſies guéries par d'autres maladies ſurvenues. Je connois un Gentil-Homme , grand buveur, qui le fut d'une, preſque univerſelle, par une pleuréfie. Les Médecins partifans du bien public, & amis de l'humanité, feront attention à ces obfervations, qui femblent prouver : 1°. Que l'Electricité réuffit affez bien, lorfque la paralyfie eft produite par l'abus du vin. 2°. Et qu'au défaut de celle-ci, la fiévre eft un fi puiffant fecours que le Médecin peut mettre en ufage avec fuccès, mais qui cependant exige, beaucoup de fagacité, abftraction faite de la difficulté de réuffir à l'exciter, & enfuite à la modérer.

TEMOIGNAGE en *faveur de l'Electricité Médicale*, par *M.* VIGAROUX, *Médecin de Montpellier.*

L'observation prouve la bonté & l'efficacité de l'électrisation dans les maladies nerveuses, car sur un millier de malades mentionnés dans les différens Auteurs, presque tous étoient attaqués de paralysie, de spasme & de douleurs.

Quant aux paralysies, l'Illustre M. *de Sauvages* nous présente des merveilles dans sa dissertation de l'hémiplégie guérie par l'Electricité, mais comme ces expériences se font presque *passées sous nos yeux*, qu'elles ont fait l'admiration des personnes les plus célébres de cette Ville, nous nous dispenserons d'en donner le détail. Nous lisons dans les observations physico-médicales de M. *Veratti*, l'his-

toire de deux hémiplégies épilepti-
tiques, d'une hémiplégie crapuleu-
se, & d'autres hémiplégies inveterées, qui ont été guéries par l'électrisation long-tems continuée, & enfin, une paralysie opiniâtre, contre
laquelle M. *Jallabert* employoit ce
secours. Une autre paralysie, avec
cœcité de l'œil gauche, & la perte de
la parole, a cedé à ces mêmes électrisations, par les soins de M. *Lindhult*,
(voyez le Journal de *Stokolm*,) M.
Queltzmann s'est bien trouvé du même
moyen contre la surdité & la goutte
sereine; & M. *de Sauvages* a fait parler
des muets, ainsi que ceux qui avoient
de la difficulté à s'exprimer. Il est inutile de raporter une foule de nouveaux
témoignages, dont on trouve les détails dans les différens Observateurs,

Dans le nombre des maladies spas-
modiques, la contraction & l'épilep-

fie, ont cedé à l'Electricité, *Mem. de Stokolm.*

Enfin, dans les dolorifiques, combien de malheureux, qui, aux premieres électrifations, ont été soulagés de leurs fouffrances.

Entre plufieurs exemples rapportés par M. *Pivatti*, il eft fait mention d'une véritable goutte, diffipée par l'action électrique. Le même Auteur affure avoir guéri des céphalalgies, des douleurs des jointures, & des membres, le mal de dents, les douleurs d'oreilles, & toujours par l'Electricité. Enfin, l'action électrique a fait ceffer les douleurs des tefticules, furvenues à la fuite d'une gonorrhée fupprimée, & qui fe renouvelloient dans les tems pluvieux. De tous ces exemples, il eft permis de conclure, que l'Electricité eft un bon reméde contre les maladies des nerfs.

Ces avantages n'excluent pas ceux qu'on peut en retirer dans d'autres ma_ ladies. Nous n'ignorons pas qu'elle a fur tout été utile dans la fuppreffion de la tranfpiration infenfible. M. *Ve-ratti* dit avoir guéri une tumeur compliquée avec des dartres. *Lindhult*, cite des douleurs de tête, guéries par le larmoyement, des angelures, & une fiévre quarte, ont également été diffipées &c.

Nous laiffons ce que M. *Vigaroux* ajoûte fur la maniere dont le fluide électrique agit fur nos corps. Notre objet, en traduifant cette piéce importante, étoit de préfenter le précis des curations operées dans les différentes Villes, & fur tout d'ajoûter un nouveau dégré de force au témoignage de M. *de Sauvages*, dont l'Auteur du Recueil de l'Electricité médicale, ne nous paroît pas avoir fait affez de cas.

Cette foule de faits qui dépofent tous

en faveur de la médecine électrique, justifiera sans doute les idées avantageuses que nous en avions conçues : elle semble même étendre les circonstances, dans lesquelles ce moyen peut être utile.

Mais l'action électrique si secourable dans tant d'occasions, n'a pas toujours également réussi, plusieurs fois elle n'a produit aucun soulagement remarquable. Quelques électrisés ont senti des douleurs après cette épreuve ; & nous ne sçaurions dissimuler qu'on en avù périr d'apoplexie. Etrange bizarrerie de la plupart des remedes, qui dans certains sujets donnent lieu à des maladies, contre lesquelles on les avoient employés heureusement sur d'autres. Cependant, cet effet si défavorable à l'Electricité, est des plus rares ; le catalogue nombreux des malades électrisés par M. *de Haen*, n'en présente qu'un seul

exemple

exemple, & il n'en a jamais été question dans les différens essais fur cette
matiere, tant qu'on a sçu moderer les
électrisations. D'ailleurs l'apoplectique
dont parle M. *de Haen*, avoit mangé
peu de tems avant d'être électrisé, il
fe fentit incommodé, au moment de
fubir cette épreuve, & ce ne fut qu'à
la dixiéme fecouffe qu'il fe plaignit de
fon indifpofition.

Il ne faut donc rien craindre de l'Electricité, au contraire, il y a tout à en efperer lorfqu'on aura foin de l'adminiftrer
avec fageffe, & avec précaution, c'eft-
à-dire, lorfque ne donnant au malade que des commotions legeres, à des
heures éloignées de celle de leur repas,
& partagées entre plufieurs perfonnes,
on moderera l'activité du fluide électrique, en multipliant les moyens d'en
procurer la diffipation : tel eft celui
de ne pas fe fervir de gâteau. L'incommodité de cet expédient, nous

K

l'avoit fait abandonne r pendant plu-
sieurs jours. Dans l'électrisation du plombier dont nous avons raporté l'histoire, *pag.* 20 ayant eu , à peu de chos
ses près, les mêmes effets sans gâteau ,
nous continua mes à lui faire poser ses
pieds par-terre , & cette voie nous a
toujours réussi.

Les mêmes vûes ont sans doute
dirigé M. *de Haen.* Ce Médecin
avoit toujours trente paralytiques à
électriser : trente gâteaux eussent donc
été nécessaires , & si l'on avoit voulu
ne négliger aucune des précautions
qu'on prenoit autrefois, c'étoit trente
malades qu'il eut fallut suspendre &
soutenir par des cordons de soie, &c.
&c. moyens toujours embarrassans ,
souvent même dispendieux pour les
hôpitaux , dans lesquels on a plus
d'occasion qu'ailleurs de pratiquer ces
expériences. Aujourd'hui, les frais du
globe & du support une fois faits, une
barre de fer, un fil d'archal , une bou-

teille pleine d'eau , fuffifent pour électrifer cinq cens malades , & tout autant de fois que le befoin peut l'exiger.

C'eft en fuivant ce procèdé que M.
de Haen affure que l'Electricité n'a jamais été nuifible , qu'elle foulage quelquefois dans le commencement fans
produire dans la fuite aucun effet marqué , que plus fouvent encore , lente
les premiers jours , elle ne flatte pas les
efpérances de ceux qui l'employent ;
mais que plus conftants à en fuivre la
marche , les Médecins & les malades
ont lieu de fe louer de leur conftance
& de leur affiduité. Toujours fondé
fur l'expérience , le Profeffeur de Vienne ajoûte que ceux, qui après avoir
effayé de l'électricité , s'étoient trop-
tôt retirés , guériffoient difficilement
de leur rechute : que les paralytique,
depuis un, trois, fix , douze ans & au-
delà , recouvroient plus vîte & plus
fûrement l'ufage de leurs membres ,

que ceux dont la paralysie n'étoit pas
auffi invetérée : qu'enfin, les frictions
avec des flanelles impregnées de la fumée de maftich, de farcocolle, d'oli-
ban, &c. l'ufage des gommes & des
plantes apéritives, des toniques ve-
gétaux & minéraux, l'application des
ventoufes féches, tous fecours, fouvent inutiles par eux-mêmes, n'avoient
pas laiffé de favorifer les fuccès de l'é-
lectrifation. Il réfulte encore de ces effais, & de ceux des autres Médecins,
qu'il eft dangereux d'électrifer des
femmes enceintes ; que l'action du
fluide électrique, ne fe borne pas au
feul inftant qu'on électrife le malade ;
qu'elle penétre au contraire l'intérieur
de notre machine, & s'y conferve un
certain tems, puifque les malades fentent quelquefois des douleurs, même
après avoir difcontinué l'électrifation.

Les Médecins de Montpellier,
avoient obfervé, que l'électricité

nuisoit à la poitrine, M. *de Haen* ne
s'en plaint pas, il est vrai, mais il n'a
pû guérir l'oppression du malade du
N° 35 & la toux que notre paralytique a éprouvé, fait assez voir qu'il
faut user de précaution, envers les
personnes qui ont la poitrine affectée
ou trop délicate.

La qualité incendiaire du fluide
électrique, & l'éretisme universel qu'il
excite dans la machine, prouvent
encore qu'il faut employer ce secours
avec prudence sur les tempérammens
chauds, bileux, & sur les sujets dont
la fibre seroit naturellement trop ten-
due. Cependant, cette loi ne doit pas
être si générale qu'on ne puisse attendre quelquefois des succès dans
ces sortes de cas. Les avantages qu'on
retire des anti-spasmodiques, trop employés par quelques Médecins, & re-
jettés avec trop de mépris par d'autres,
font sentir que les remédes les plus

oppofés en apparence, peuvent devenir utiles lorfqu'ils font adminiftrés
avec fageffe & fans prévention.

Les paralyfies du nerf optique, ne
cedent pas plus facilement à l'Electricité. Vainement les Sçavans de Leipfick en avoient effaié dans ces circonftances,& fur cinq électrifés à l'hôpital
de Vienne, à peine s'en trouve-t'il un
qui ait éprouvé quelque foulagement.
Cependant il y en a qui ont été guéris, & ces exemples, quoique rares,
doivent foutenir le zèle de ceux que
le peu de fuccès de M. *de Haen* pourroit rebuter.

Un foldat qui fe portoit bien d'ailleurs, après trois ou quatre mois de
féjour dans un cachot fort humide,
perdit infenfiblement la vûe. Il avoit
fenti dans le fond & autour de l'orbite,
des fraîcheurs, telles que celles de la
trente-feptiéme obfervation, après lefquelles, fa cœcité étoit furvenue. La
prunelle fans mouvement, paroif-

foit dilatée, au point de ne laiffer prefque plus d'iris. Inutilement nous employames les remédes ordinaires, c'étoit fans doute le cas d'électrifer le malade, & c'eft ce qui refte à faire, fi jamais pareil accident fe préfente.

Un phenoméne remarquable, eft la fréquence de la paralyfie du côté gauche; en habile Obfervateur, M. *de Haen* a remarqué, que la danfe de Saint-Guy affeçtoit plus fouvent ce côté que le droit : nous avons remarqué la même chofe fur trois hémiplégiques, à la fuite d'apopléxie; & par deux fois dans la danfe Saint-Guy. Si l'on fait attention à la propenfion, où l'on eft naturellement de fe fervir de la main droite, à la maladreffe de ceux qui ne fe fervant pas de cette main, veulent lui fubftituer la gauche, pour peu qu'on réfléchiffe fur les progrès fucceffifs du développement de chaque membre, on verra que le côté gauche, eft naturellement moins nourri que le droit. Cette différence est-elle originaire, ou la doit-on à l'exercice plus fréquent de la main droite ? c'est ce que nous ne dirons pas. Il en est de même du pied droit, à l'égard du gauche. On n'est pas moins étonné, de voir les bras se paralyser, plûtôt que les jambes, & les douleurs se faire sentir par préférence dans ces premieres extrémités. Ce fait est pour le moins aussi commun que le précédent ; assez souvent nous avons eu lieu de nous en appercevoir, & nous en trouvons encore plusieurs exemples dans un Recuëil manuscrit, d'observations faites par un vieux Praticien.

Mais la marche de la paralysie & des douleurs, n'est pas la même dans la guérison, les bras qui étoient les premiers affectés, sont toujours les derniers à reprendre leur force, & le côté gauche pour l'ordinaire, revient plus tard que le droit. Notre paralytique électrisé

trifé chaque jour des deux mains, fût
plû-tôt en état de fe fervir de la droite
que de la gauche.

Ne terminons point ces réflexions
fans ajoûter quelque chofe fur la nature de la paralyfie. Les modernes pré-
tendent que cette maladie eft une véritable réfolution des parties charnues ;
M. *de Sauvages* avec les anciens, admet
au contraire, deux fortes de paralyfies;
l'une par rétraction, & l'autre par relâchement : & cela, parce que de tous
les paralytiques que ce Médecin avoit
eu occafion de voir, il n'en eft aucun,
dont les mufcles extenfeurs, ou fléchiffeurs de l'avant-bras, du poignet &
de la main, ne fuffent contractés. La
diftinction des nerfs en moteurs & en
fenfibles, lui paroît également inutile. » L'expérience détruit cette opi-
» nion, car, ajoûté ce Profeffeur,
» comme dans l'état de fanté, il n'y a
» pas une feule partie du corps qui ne

L

» foit fenfible, & où la plus petite pi-
»qûre ne puiſſe faire impreſſion, il
» faut qu'il n'y ait aucun endroit où
» l'on ne rencontre des fibres ner-
» veufes douées de ce fentiment. Or ,
» fi tout le corps eſt parfemé de fibres
» fenſibles, & fi la pénetration eſt im-
» poſſible, on ne ſçauroit placer des
» nerfs mobiles , qui ne foient en
» même-tems fufceptibles de fenfa-
» tion. Ces raifons font féduifantes,
mais elles ne nous paroiſſent pas déci-
fives. M. *de Haen* les a puiſſamment
combattues dans un excellent ouvrage contre l'irritabilité ; nous nous
contenterons donc de remarquer que,
puiſqu'il eſt certain , que tous les
nerfs font fenſibles , il eſt également
vrai, qu'en confervant leur fenſibilité, les parties perdent le mouvement;
dans ce cas, la fenſibilité fera une
propriété générale, tandis que la faculté motrice n'appartiendra qu'à cer-

tains faiffeaux nerveux. Cette vérité
dont l'œconomie animale préfente
plus d'une preuve, fuffit pour donner
la folution du problême. Quant à la
paralyfie, quoique l'obfervation ait
appris à M. *de Sauvages*, qu'elle fe
faifoit quelquefois par rétraction,
dans l'exemple même qu'il en ap-
porte, nous trouvons une réfolution
parfaite des mufcles de l'épaule ; puifque d'après ce Médecin, *l'épaule des hé-*
miplégiques pend le long du bras ; & s'il
eft encore vrai, *que l'avant-bras foit*
ployé horifontalemeut, & que la main
foit *fermée, au point que les ongles, s'im-*
plantent en quelque façon dans la peau,
cela ne peut fe faire fans un extrême
relâchement des extenfeurs de toutes
ces parties. Il n'y aura donc pour lors
que ces mufcles de paralyfés, & les
fléchiffeurs conferveront toute leur
contractilité ; la paralyfie n'en fera pas
moins la réfolution des parties, il fau-

L ij

dra seulement la regarder ici com me particuliere, & si cette derniere espéce se montre plus fréquemment que toute autre, c'est que dans l'organisation de notre machine, les fléchisseurs sont toujours plus forts, plus fibreux, & plus robustes que les extenseurs, soit qu'ayant plus de masse à déplacer, la nature en ait expressément disposé de cette maniere, soit qu'enfin l'exercice même les ait rendu tels.

Après avoir exposé l'utilité de la médecine électrique, il nous reste à former des vœux, pour que les Médecins repetent les expériences que nous avons proposées dans cet ouvrage. Notre autorité seule, fondée sur des conjectures, ne suffiroit peut-être pas, mais le témoignage de M. *de Haen*, & les succès soutenus de ce Médecin, sont de surs garans, des avantages qu'on peut en retirer en France. Ils viennent à l'appui de l'autorité des grands hommes, qui ont écrit en faveur de l'Electricité. Dans le nombre, nous avons connu sur tout l'illustre M. *de Sauvages.* Trois ans de fréquentation nous ont pleinement convaincu de son honnêteté, de sa droiture, & de sa bonne foi ; & ses connoissances, & ses lumieres, étoient trop au-dessus de celles du commun des hommes, pour le soupçonner de prévention, & de crédulité. D'ailleurs, afin de revêtir les faits, de toute l'autenticité possible, il s'y est pris de la maniere la plus sûre, & la moins équivoque ; soins empressés, témoins incorruptibles, attestations légales, tout a été mis en usage. Après de tels garans, on sent la nécessité de pourvoir, chaque hôpital de Paris, d'une machine électrique, la dépense en est peu couteuse ; il n'est pas difficile d'y ménager un appartement séparé pour recevoir les paralytiques, qui y se-

roient transportés ; ceux à qui il seroit impossible de s'y faire conduire
chaque fois, ont le droit de demander
un lit dans ces maisons charitables :
& un Médecin dans une heure de
tems donnée par jour, peut électrifer
tous les paralytiques qui se présente-
ront. Quel bonheur, si nous admirions
en France les prodiges qui immorta-
lifent le Professeur de Vienne !

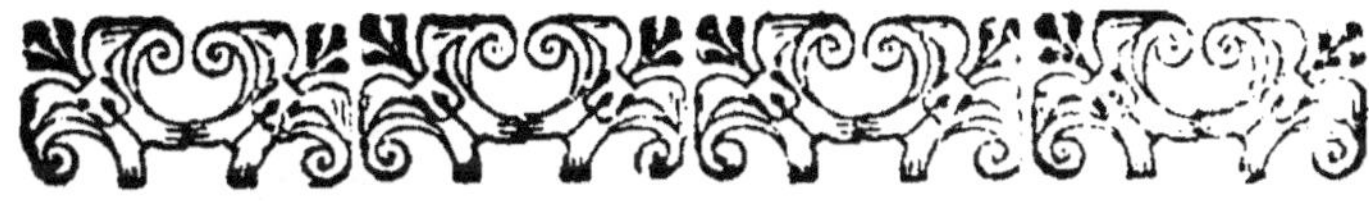

AVERTISSEMENT.

CEs recherches, qui ne devoient point être ſi-tôt pu-
bliées, nous ont paru avoir un
rapport trop direct avec ce que
nous avons dit de la colique métallique, dans les conjectures
précédentes, pour ne pas les
placer à la ſuite de ces mêmes
conjectures. Le calcul qu'on y a
donné des malades atteints de la
colique des peintres, à la charité
des hommes de Paris, a été fait
avec la derniere exactitude, &
nos Lecteurs peuvent y compter.
En combattant le ſentiment de
M. *de Haen*, nous avons tâché

L iiij

de ne pas franchir les bornes de la décence & de l'honnêteté. Si nous nous fommes permis d'expofer librement notre façon de penfer, nous efperons que tenant fa promeffe, M. *de Haen* nous pardonnera cette diverfité d'opinion, & même qu'il nous fçaura quelque gré de ces recherches.

Unde & venerabor & amplectar & ofculabor fapientum monita qui meos dum vivo publicent errores, quo nulli mortalium ultrà in eofdem cadere queunt, quique inciderint, refipifcant. Ternas illis gratias canam, qui abfque ullo mei refpectu, folius amore veri evulgent errores, fi quos commierim, ita meos, ut ultrà exemplo meo errare neminem, ipfamque

*AVERTISSEMENT.*129

*per me, errandi occasionem, seræ
etiam posteritati præcisam esse
moriturus intelligam.*

Difficultates circà modernorum systema,
de sensibilitate & irribilitate ANT. DE HAEN
vers la fin de la Préface.

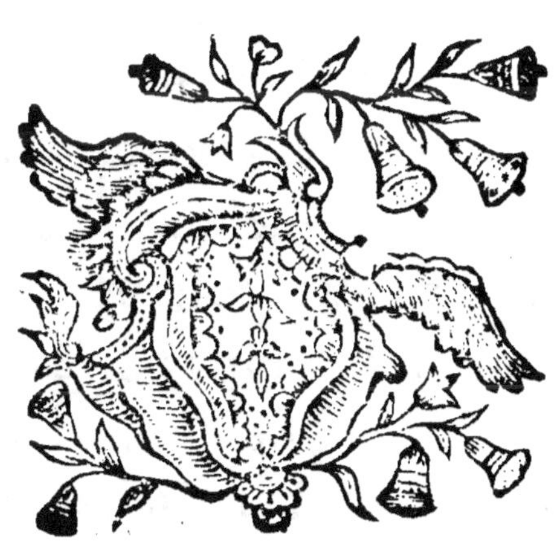

RECHERCHES

Sur la Colique Métallique.

LE Professeur cèlebre à qui nous devons la plus grande partie des observations rapportées en faveur de la médecine éléctrique, publia en 1745 (*a*), une differtation fur la colique des peintres, dans laquelle, après avoir cité quelques Auteurs qui parloient de cette colique, & donné les plus amples détails de fes caufes, tant prochaines qu'éloignées, il fe déterminoit pour la médecine antiphlogiftique. Les faignées, les cataplafmes, les relâchans, les lavemens huileux, les minoratifs, les boiffons adouciffantes, étoient les moyens qu'il

______

(*a*) *Anton. de Haben, ratio medendi*, tome **2**, *Parif. apud* P. F. Didot, &c. 1761.

indiquoit. Nous laiſſons le régime que M. *de Haen* faiſoit garder dans les intervalles, & ce qu'il ajoûtoit ſur le traitement de la paralyſie, qui pour l'ordinaire, ſuccéde à la colique, pour réſumer avec ce même Auteur que par cette médecine qu'il appelle *catholique* (b): de neuf malades qu'il avoit vû dans peu d'années, un ſeul ſuccomba ſous le poids de la maladie (c).

En 1756, inſtruit par de nouvelles obſervations, M. *de Haen* ſongeoit à reformer ſon premier ouvrage (d),

(b) *Rat. med.* tome 1, p. 111. c. 11. page 298.

(c) *Ibid.* tome 2, page 65, M. *de Haen* eſt ſi enchanté de ſes ſuccès, qu'il en prend occaſion de ſaluer ſes malades : *Reliquos omnes ſanitati reſtitutos integræ, ſummo numine aſpirante, lætus ſaluto.* Dans la partie 10ᵉ, chap. 1, du vol. v, il regarde cette neuvaine comme un nombre conſiderable. *Opportunitatem colicæ, quam pictonum vocant, contemplandæ, multam quondam nactus, edidi anno 1745, de eâ diſſertationem.* Quelle difference entre un Profeſſeur, qui dans peu d'années, c'eſt-à-dire au moins deux ans, ayant vû neuf malades attaqués de cette colique, croit à ce nombre, en avoir traité beaucoup, *Opportunitatem . . . multam quondam nactus*, & un Medecin de la Charité des hommes de Paris, qui dans un ſeul mois en voit quelquefois le double.

(d) *Hanc ipſam coliquam pictonum duodecim ab h in*

Deux ans après, c'est-à-dire, en
1758, ce Professeur fit la même
promesse, & quoiqu'il tînt toujours
plus fortement à la médecine anti-
phlogistique, on le vit cependant,
ébranlé par le calcul de M. *du Bois*,
convenir des succès de l'émétique,
& chercher à expliquer comment les
vomitifs pouvoient réussir (*e*). La
seule raison qui l'empêchât de regarder ce traitement comme général, c'étoit les suites qui devoient
résulter du vomissement, d'après la
théorie qu'il avoit donnée de cette
maladie. En examinant toujours les
choses théoriquement, notre Auteur finissoit par révoquer en doute
l'efficacité de la méthode de la charité (*f*). Enfin, après avoir parlé de

____

annis peculiari *dissertatione aggressus*, nunc iteratis expe-
rimentis & observationibus, *tractatu elaboratiore descri-*
bere, &c. page 91, rat. med. p. 1, cap. ix. tome 1.
(*e*) ibid p. 111, c. 11, page 295.
(*f*) *An verè curati sint? plerique neutiquam*, ib. part.
3, cap. 11, page 296.

la méthode adouciffante , M. *de Haen*
citoit l'obfervation d'un homme qui
avoit eu la colique des peintres , & qui
fut guéri par ce traitement.

Ce n'eft pas ici le lieu d'examiner
fi au portrait que M. *de Haen* fait de
cette maladie , on doit reconnoître
celle dont nous parlons ; nous re-
marquerons feulement que ce malade
qui paroît avoir été gardé 2 ans dans
l'hôpital , après ce long intervale , eût
encore des atteintes de fa colique ;
ce qui , de l'aveu de M. *de Haen* , annonçoit que la caufe du mal n'étoit
pas détruite (*g*). Ce Médecin com‑

(*g*) *Ergo non ablata caufa malorum. id. ibid.* page
301. Nous ne pouvons cependant nous empêcher de
revenir à cette obfervation , le fujet dont il eft queftion
âgé de vingt & quelques années , après avoir été manqué dans plufieurs hôpitaux , fut enfin conduit à celui
dont M. *de Haen* eft le Medecin. Depuis long-temps fes
paroxifmes duroient des quatre & cinq jours , & ne lui
laiffoient que deux ou trois jours d'intermiffion. L'accès de cette colique fut fi terrible lorfque M. *de Haen*
vit pour la premiere fois le malade , que le patient vo‑
miffoit , fouffroit des douleurs énormes , pouffoit les
hauts cris (*ejulatus*) & avoit des convulfions comme
épileptiques , avec un mouvement fpafmodique de la

ptoit en venir à bout par l'ufage du
lait. Ce moyen lui avoit bien réuffi
dans trois autres fujets ; ce qui prouve encore que ces trois autres mala-

mâchoire. Le bas-ventre ayant été mis à nud , on y ob-
fervoit quelque chofe de particulier qui entroit en convulfion , & fe rouloit au point d'être dur au toucher.
Les compreffions, l'ufage, tant exterieur qu'interieur,
des relâchans , & des paregoriques, calmerent les douleurs & procurerent l'évacuation d'une quantité de
crottins durs , arrondis, & tels qu'on les obferve
dans la vraie colique des peintres ; ces matieres, furent fuivies d'autres femblables à de la bouillie ,
& le Malade fut gueri. Si c'eft à de pareils fignes
que M. *de Haen* reconnoît la colique des peintres,
nous ne fommes plus furpris qu'il foit d'un avis fi contraire à celui des Medecins qui la définiffent par d'autres fymptomes. Les crottins feuls ne furent jamais, en
particulier, un figne bien certain de la colique. La rétraction du *podex*, la fuppreffion des urines, le fpafme des tégumens du bas-ventre , leur immobilité, le
rapprochement de l'ombilic vers l'épine, une douleur
fourde fans cris aigu , & furtout le contrafte de cette
douleur avec un pouls prefque naturel , voilà quels font
les accidens qui caracterifent la colique minerale ; encore eft-il prudent de ne fe décider que lorfqu'on eft
préalablement fûr que le plomb a caufé cette maladie.
Ici M. *de Haen* omet toutes ces circonftances, & l'on
ne trouve pas dans les paroxyfmes fi rapprochés, d'un
mal qui n'en eut jamais de reguliers, un phénomène
qui en eft prefque inféparable, c'eft-à-dire, les douleurs des extremités, les crampes, & même la paralyfie ; d'où nous concluons que la colique décrite par M.
de Haen, paroît être plutôt fpafmodique, & qu'accompagnée de quelques fymptômes qui lui font communs
avec celle des peintres ; cette maladie a pû en impofer
à ce Profeffeur.

des n'étoient pas entiérement réta-
blis par la médecine adouciſſante,
mais qu'il falloit avoir recours au lait,
pour affermir leur guériſon ; ils avoient
en effet retombé trois & quatre fois
dans la même année (*h*).

Dans la deuxiéme partie du dernier
volume de la médecine raiſonnée qui
vient de paroitre ; M. *de Haen* rapporte
l'hiſtoire de 9 nouveaux malades attaqués de la colique des peintres, traités ſelon ſa méthode, dont trois
ſont morts, & qui tous ou preſque
tous, ont eu des rechutes, plus ou
moins fortes, plus ou moins fréquen-
tes dans un intervalle aſſez court (*i*).
C'eſt après avoir donné juſqu'aux
plus petites circonſtances du traitement de ces neuf malades, que le
Profeſſeur de Vienne ſe permet de revenir ſur ce qu'il a dit autrefois, con-

(*h*) *Ter quater in anno relapſos , luc demùm incolu-
mes ſervavit* , idem ibid.
(*i*) *Rat. met.* t. V. p. X. cap. 1, p. 239.

cernant la colique des peintres. On
fent bien que le traitement n'y eft pas
oublié. M. *de Haen* fe déclare plus ouvertement que jamais pour la médecine anti-phlogiftique , & réfléchif-
fant fur les fuccès des Médecins qui
traitent par l'émetique, voici comment il s'exprime : *Si tant d'obferva-*
tions rendent le prognoftic fi douteux
& fi difficile , que penfer , enfin , du
témoignage de ceux qui avec leurs draf-
tiques , fe glorifient tellement du fuccès,
que fur 1200 *malades qu'ils ont vû en* 23
ans de tems , ils n'en ont guére perdu plus
de 20 *, c'eft-à dire , à peine* 1 *fur* 50.
Je foupçonne qu'une maladie femblable
par plufieurs phénomenes , a été prife pour
la colique des peintres , ou que le paroxif-
me de cette colique diffipé dans des fujets
robuftes par cette méthode revenant de
nouveau , ces mêmes malades rebutés par
le traitement , fe font confiés à d'autres
pour fe faire guérir , & que dans le nom-

bre

bre plufieurs ont peri , qui ne font point entrés dans le calcul des premiers Médecins , lefquels par cette raifon n'ont pû donner un catalogue exact des malades morts de cette maladie (k). Après ces foupçons & ces defaites, il ne refte plus à M. *de Haen*, qu'à nier les faits, cette voie n'eft pas fi entortillée , on a plûtôt fini lorfqu'on prend le parti de révoquer en doute, ce qui en eft le moins fufceptible.

On ne peut manquer d'être furpris de ce procèdé de M. *de Haen*, envers les Auteurs qui ne font pas de fon avis. *Ceux qui avec leurs drafti-*

(k) *Si noftram prognofin obfervata indubitata fit ac tanta.* [Voyez note (c)] *Difficilem incertamque reddant , quid demùm de eorum affertione cogitandum , qui drafticis fuis remediis, hunc morbum fe fic curare glorientur, ut fpatio 23 annorum, ex 1200, ægris, paulò tantùm plùs , quam 20 , fcilicet ex quinquaginta vix unus, perierit? fufpicor vel morbum, multis phænomenis, confociilem, pro colicâ pictonum tractatum effe , vel paroxyſmo, in hominibus robuftioribus, methodo illâ fublato, pofthinc in redeunte. ægros priori methodo diffifos , aliis, fe curatos tradidiffe; horum autem periiffe complures quorum calculum medici priores inire , adeô que mortuorum ab hoc morbo numerum determinare , non potuerint.* Rat. med. p. X , cap. 2 , p. 311 , t. V.

M

ques fe glorifient du fuccès, font des Médecins de la Faculté de Paris, des Médecins d'un hôpital nombreux, des Médecins qui ne tirent gloire de leur méthode, qu'après avoir guéri près de 1160 malades fur 1200 qu'ils ont vû dans 20 ans de pratique. De pareils perfonnages, méritent-ils le foupçon injurieux de prendre une maladie pour l'autre ? Il y a plus, des Médecins attachés à une Ecole, qui de tout tems a fourni de grands hommes, qui ont prefque tous traité & décrit la colique des peintres ; des Médecins exerçant dans une Ville immenfe qui préfente au moins chaque année cinq à fix cens fujets attaqués de cette colique (1). Ces Médecins,

(1) Il paroîtra par les regiftres de la Charité, qu'il entre, par an, environ 1·0 malades dans cet Hôpital; l'Hôtel-Dieu en reçoit au moins une cinquantaine, & les Médecins de cette Capitale en traitent entr'eux tous, prefqu'autant en ville. Si l'on ajoûte à ce nombre, ceux qui tombent entre les mains des Charlatans, ou qui faute de pouvoir fe foigner, font abandonnés à eux mêmes, portion de toutes la plus condis-je , peuvent-ils être fufpectés de la méconnoître ? c'eft pour le coup, vouloir défendre une opinion , à quel prix que ce foit. C'eft, pour nous fervir des paroles de l'Illuftre M. *Pringle*, difputer d'une *maniere plus propre pour les Ecoles, que pour un Médecin qui exerce* (*m*).

Ce feroit ici le lieu de prouver à M. *de Haen*, que dans le petit nombre d'obfervations qu'il a données fur la colique des peintres, il y en a plufieurs qui paroiffent regarder une efpece de colique differente, ou qui font compliquées avec toute autre maladie, & que vû ce petit nombre de faits qu'il a recueillis en ce genre, ce Profeffeur a pû facilement être induit en erreur (*n*). Nous pourrions

fiderable , on verra que notre calcul n'eft point exageré.

(*m*) *Pringle* , Supplém. aux malad. des armées.

(*n*) Voyez ce que nous avons dit page 133 , & furtout l'hiftoire de la derniere neuvaine des Malades attaqués de cette colique, dont M. *de Haen* donne les détails. *Rat. Med.* vol. v. part. x. c. 1.

faire voir encore, que les recherches que M. *de Haen* a placées à la tête de sa dissertation sur la colique des peintres, sont, on ne peut pas plus superficielles. Nous démontrerions que *Dioscoride* a décrit cette colique; que *Galien* a parlé de la colique végétale; que Paul *d'Egine* a très-bien distingué ces deux maladies; que l'idée des crises vers les extrémités, que M. *de Haen* donne comme neuve (*o*), est au contraire, aussi ancienne que ces Auteurs. Que la qualité siccative du plomb fût connue même *d'Hippocrate*, qu'*Aretée* fait mention d'une colique mélancholique, assez semblable à celle des peintres; qu'en général les grecs modernes ont regardé les préparations de plomb comme un poi-

(*o*) En parlant des ganglions qui se forment sur le dos de la main, M. *de Haen* ajoûte par conjecture, *Credibile admodum terrestrem, tenaci quopiam junctam, & simul acrem, sæpè esse materiam, huc metastatice depositam*, Rat. Med. tom. 1. p. 111. c. 11, p. 320.

fon, parce qu'elles donnoient la colique métallique ; que les latins & les arabes ont également reconnu les mauvais effets du plomb, & que parmi ces derniers, *Avicenne* fur-tout & *Halyabbas*, ont très-bien diftingué la colique végétale d'avec la minérale.

Pouffant plus loin nos recherches, nous ferions voir encore que depuis ces derniers Auteurs jufqu'à *du Laurens*, au lieu de garder un profond filence, plufieurs Médecins ont parlé de la colique métallique, que non-feulement *Duret, Houllier, Gonthier, Fernel, Pommier*, & autres Medecins de Paris, antérieurs à *du Laurens*, en ont écrit (*p*), mais que la plûpart de ces

(*p*) Il eft vrai que M. *de Haen* cite *Ferrel* & *Houllier*, mais il avoue lui même qu'il n'en parle que d'après *Citois*, c'eft à dire d'après l'Auteur le plus infidele. *Jam Vidimus, ex citefio morbum innotuiffe P. Miloni, Fernelio, Hollerio*, &c. page 7, chap. 1, de la differtation. Cela n'empêche pourtant pas le Profeffeur de Vienne, d'avancer que depuis *Avicenne*, les Auteurs ne difent plus rien jufqu'à *du Laurens*. *Altum poft*

derniers ont très-bien diftingué la colique végétale de la métallique ; que *Fernel* a donné le tableau détaillé de cette derniere, qu'enfin fon difciple en avoit obfervé plus de 2000 , épileptiques, lorfqu'il commentoit les œuvres de fon Maître. Ce qui fuppofe qu'il en

hoc filentium morbi hujus apud authores, ufque ad xvj. fœculum fere medium, ex quo plerique omnes defcribere cum occœpere.

Vient tout de fuite *du Laurens*, qui aux titres que lui donne M. *de Haen*, joignoit celui de Medecin de Paris. [*Voyez Moreri*] & puifque nous en fommes à relever ces légeres omiffions, nous obferverons encore au Profeffeur de Vienne, que P. *Milon*, ancien Doyen du College de Poitiers, premier Medecin d'Henry IV. en furvivance, & contemporain de *Citois*, ne pouvoit pour cette raifon, écrire en même tems que *Fernel*, premier Medecin d'Henry II. & mort en 1558. C'eft cependant ce que M. *de Haen* avance. Mais comme tout ceci paroît être puifé dans *Citois*, mettons le Lecteur à portée de juger de la fidelité du Copifte, en foumettant à fes yeux les deux paffages.

Narrabat P. Milo, &c. . . . . *cum* . . *me dicinam lutetiæ faceret ,* &c. . . . *& verò joannes Fernelius , ante annos fexaginta, ibidem obfervaverat ,* &c. *diatriba de novo colico dolore, pict cap.* 11 , *pag.* 174 , *autor. citefio.*	*Citefius, &c.* . . . *fcribit ipfe P Milonem, &c. hunc morbum lutetiæ dudum obfervaffe . . . . fernelium fub idem tempus, eumdem obfervaffe, &c. de Haen,* differt. de col. tit. 11, pag. 3.

avoit vû pour le moins le triple ;
car un tiers ne tombe pas en épilepfie.

Combien de Médecins François
trouverions-nous encore depuis, &
toujours dans la Faculté de Paris? Mais
fans nous arrêter à cette recherche, de
nos jours , l'illuftre M. *Aftruc*, a publié une differtation fur cette colique (*q*); on connoît les obfervations
de M. *Combalufier* là-deffus. (*r*) ; Un
Praticien non moins célebre , qui a
gardé l'anonyme , nous a donné un
morceau précieux fur ce même objet (*s*). Un autre de nos Confreres ,
également verfé dans la pratique, &
dont les ouvrages ont fait époque ,
en a traité fçavamment dans le Jour-

(*q*) *An colicæ pictonum venæ fectio iu cubito?* Thefe
foutenue aux écoles de Medecine de Paris , en 1751.

(*r*) Obfervations & réflexions fur la colique de Poitou , &c par M. Combalufier. A Paris , 1761 , un volume *in* 12.

(*s*) Examen d'un livre qui a pour titre , &c. à Genêve,
année 1758.

nal de médecine(*t*) . M. *Philip* a publié par cette voie, une obfervation détaillée fur cette maladie (*u*) ; & avant prefque tous ces Docteurs, M. *du Bois* (*v*), fur lequel tombe plus particuliérement le foupçon de M. *Haen*, avoit décrit cette colique avec l'élégance du ftyle, & toute la force des traits qui pouvoient le mieux la caracterifer.

Après les Medecins de Paris, nous pourrions citer encore plufieurs autres François qui ont également écrit fur la colique des peintres ; de cenombre, *Citois* doit nous arrêter un inftant. Cet Auteur, qui écrivit dans le 17 fiécle, s'eft acquis une réputation finguliere, cependant, en examinant de près fon ouvrage, il pa-

(*t*) Journal de Medecine, année 1762 & 63.
(*u*) Ibid. 1764.
(*v*) *An colicæ figulvæ venæ fectio?* foutenue aux écoles de Medecine de Paris, en 1755.

roît

roît que ce Médecin croyoit à l'A-
strologie judiciaire ; qu'il indiquoit
tout autant de causes de cette maladie,
que les Professeurs de Pathologie,
ont coutûme d'en compter ; qu'incer-
tain sur le traitement , il ordonnoit les
saignées;que l'observation étoit contre
lui, mais qu'à l'aide d'une théorie ha-
billée à la mode de son siécle, quoiqu'il
sentit l'insuffisance de ce secours,il per-
sistoit toujours à le prescrire ; que peu
d'acord avec lui-même,il avoit recours
aux purgatifs & aux émétiques , non
pas dans son seul supplément, comme
le dit M. *de Haen* (*x*), mais encore dans
le corps de son ouvrage ; que *Citois* regardoit l'usage des vomitifs , comme
avantageux dans les cas désesperés ;
qu'enfin, ce même *Citois*, tout occupé
à faire du latin , & à décrire en peintre,
l'état des malades attaqués de la coli-

[*x*] *Solo* Citesio *fotè aliter non quidem in erudito ope-
ra ipso, fed in appendice, flatuente.* Rat. med. p. 111. c. 11.
page 193.

N

que , à peu - près comme *Aretée*
peignoit les phthifiques , n'avoit
connu qu'imparfaitement trois ou
quatre Auteurs, & s'étoit permis,
avec cette écorce d'érudition, d'ac-
cufer les Médecins de la Faculté , de méconnoître la colique des
peintres ; ce qui fuppofe en lui,
ou beaucoup d'ignorance, ou beaucoup de mauvaife foi. Il réfulteroit
donc de toutes nos recherches, que
M. *de Haen* n'étoit gueres plus inftruit
en 1745, de ce qu'avoient dit les
Grecs, les Latins , & les Arabes , fur
la colique métallique ; qu'il n'avoit
parlé de *Paul* d'Egine & d'*Avicenne*,
que fur des citations étrangéres, qu'il
avoit ignoré la foule d'ouvrages pu-
bliés en ce genre depuis ce dernier
Auteur jufqu'a *du Laurent* ; qu'enfin,
il ne connoiffoit pas mieux la dia-
tribe de *Citois*, à laquelle cependant, il accordoit les plus grands

éloges (*y*). Mais comme notre but, en ajoûtant ce supplement a moins été de critiquer les écrits du Profeſſeur de Vienne, que de contribuer autant qu'il étoit en nous, à décider quelle médecine il falloit adopter, entre l'a-douciſſante & la forte, nous aban-donnons volontiers ces diſcuſſions, pour paſſer au plutôt à ce qui con-cerne ce dernier point de tous le plus eſſentiel A.

Nous ſuppoſons ici que la nature de la colique de peintre eſt encore inconnue, qu'on n'eſt pas plus inſtruit ſur la cauſe qui la produit. En admet-tant cette ſuppoſition, qui eſt celle de M. *de Haen* (*z*), nous voilà réduits à l'empiriſme. Tous les raiſonnemens établis pour la déterminer, & pour en interprêter les effets, ſont douteux,

(*y*) *Omnium optimè de eo diſſeruit* [*Citeſius*], de Haen, diſſert. page 6.

(*z*) *Fateamur potiùs ingenui, in tota œconomia animali nimis multa nos latere,* &c. rat. med. tom. v. p. x. ſ. 11. p. 319.

N ij

incertains, & même faux. C'est donc
à l'expérience à prononcer : cette voie
seule est celle qu'il faut suivre pour
avoir quelque chose de certain. Dans
cet état des choses, que consulterons-
nous ? sera-ce les ouvrages de M. *de
Haen*, dans lesquels il est fait mention d'environ une trentaine de
malades attaqués de la colique des
peintres ? Sera - ce les dissertations
particulieres, ou un, deux, ou trois
faits au plus, ont presque toujours
servi de base à la théorie, & fait loi
de pratique ? Il est plus sur de recueillir une suite non interrompue
d'observations : & si des milliers d'e-
xemples déposent une fois en faveur de la méthode forte, le raisonnement doit se taire, & ceder enfin
à l'expérience.

Le moyen de remplir cet objet ,
étoit celui de recourir aux regiftres de
la Charité de Paris ; l'ordre & la net-

teté qui y regnent , la certitude dont ils font foi , & la maniere obligeante avec laquelle les Freres de cet Hôpital , nous les ont ouverts , tout nous engageoit à y chercher les obfervations néceffaires pour décider cette queftion.

M. *du Bois* , depuis 20 ans , y avoit vû 1200 malades attaqués de cette colique , fur ce grand nombre , à peine en avoit-il perdu $\frac{1}{10}$. Son calcul finiffoit en 1755. C'eft donc à ce terme , que nous avons cru devoir commencer le notre.

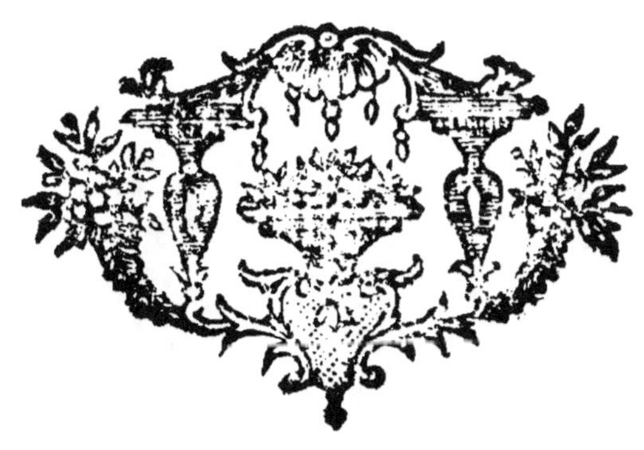

☞ On nous difpenfera de donner dans ce Catalogue, les noms des Malades traités dans cet Hôpital , la facilité avec laquelle on peut confulter les regiftres de la Charité , & les jours d'entrée & de fortie marqués avec exactitude , nous ont paru fuffire pour guider ceux qui feroient curieux de vérifier ces recherches.

Si l'on trouve quelquefois le même âge , le même métier fe repeter , on ne doit point en conclure que la lifte des malades a été groffie par des répetitions. C'eft qu'il s'eft réellement rencontré des malades entrés & fortis le même jour dans cet Hôpital , dont l'âge & le metier étoient le même.

Le figne de Croix tel qu'on le trouve dans les regiftres , fert à défigner ceux qui font morts de la colique.

EXTRAIT DES REGISTRES

de la Charité des Hommes de Paris, dans lequel sont l'âge, le nom, le métier, les jours d'entrée & de sortie de ceux qui ont été traités de la colique métallique dans cet Hôpital, depuis l'année 1755 inclusivement, jusqu'à la fin du mois de Juillet de l'année 1767.

MÉTIER.	AGE.	ENTRÉE.	SORTIE.
Janvier 1755.			
peintre	22	6 janvier	10 fevrier
fayancier	29	8	22 janvier
peintre	40	13	24 janv.
doreur	28	17	24 janv.
peintre	31	17	27 janv.
potier de terre	29	24	10 fev.
potier de terre	34	27	10 fev.
potier de terre	45	27	10 fev.
peintre	46	27	12 fev.
potier de terre	36	28	10 fev.
peintre	23	31	17 fev.
Fevrier.			
peintre	26	3 février.	14 fev.
fayancier	26	3	12 fev.
fayancier	16	5	14 fev.
fayancier	23	17	28 fev.
plombier	25	26	4 mars
fayancier	48	26	17 mars
plombier	32	28	21 mars
Mars.			
sans métier	30	5 mars.	17 mars
metteur en œuvre	20	5	17 mars
potier de terre	42	7	21 mars
peintre	31	14	28 mars
peintre	24	17	24 mars
plombier	25	17	28 mars
peintre	34	24	2 avril
peintre	30	24	7 av.
fayancier	25	29	7 av.
plombier	45	31	9 av.

MÉTIER.	AGE.	ENTRE'E.	SORTIE.
Avril.			
paffe-talonnier	38	16 avril	25 av.
metteur en œuvre	20	17	14 mai
peintre	26	18	30 av.
plombier	27	18	26 av.
Mai.			
peintre	23	3 Mai.	19 mai
peintre	17	5	12 mai
peintre	25	9	30 mai
plombier	39	9	16 mai
peintre	35	19	26 mai
lapidaire	19	23	2 juin
verniffeur	20	26	2 juin
peintre	54	26	3 juin
vitrier	42	30	9 juin
peintre	25	31	8 juin.
Juin.			
peintre	20	2 Juin.	9 juin
potier de terre	44	4	20 juin
plombier	25	4	8 juin
peintre †	57	16	17 juin
broyeur de couleur	14	16	30 juin
potier de terre	29	16	29 juin
chirurgien	28	16	23 juin
fayancier	21	18	30 juin
peintre	55	18	2 juillet
plombier	27	18	27 juin
potier de terre	50	23	7 juillet
peintre	66	23	2 juillet
peintre	33	23	4 juillet
peintre	27	23	1 juillet
plombier	25	23	2 juillet
cordonnier	36	25	6 août
peintre	27	27	4 juillet
peintre	23	27	1 juillet
lapidaire	25	27	21 juillet
Juillet.			
potier de terre	41	4 Juillet	21 juillet
peintre	50	7	14 juillet
lapidaire	45	9	15 juillet
fayancier	21	11	11 juillet
peintre	30	11	20 juillet
peintre	20	12	25 juillet
lapidaire	37	14	17 juillet

METIER.	AGE.	ENTRE'E.	SORTIE.
suite de Juillet.			
peintre	48	16 juillet	25 juillet.
peintre	33	21	27 juill.
broyeur de coul.	22	21	29 aoust
peintre	40	25	31 juil.
plombier	25	28	29 juil.
peintre	24	28	8 aoust
peintre	22	28	8 aoust
plombier	30	28	6 aoust
peintre	30	30	5 aoust
lapidaire	25	30	5 aoust
Aoust.			
plombier	30	1 Aoust.	2 aoust
peintre †	25	1	3 aoust
peintre	21	4	11 aoust
plombier	18	6	3 octobre
potier de terre	37	9	22 aoust
cordonnier	22	9	20 aoust
cordonnier	25	9	18 aoust
peintre	48	15	24 aoust
peintre	16	16	20 aoust
peintre	37	16	22 aoust
peintre	43	20	2 septemb.
potier de terre	48	20	14 sept.
fayancier	55	22	30 aoust
potier de terre	34	22	29 aoust
potier de terre †	37	25	29 aoust
peintre	31	25	2 septem.
fayancier	21	25	2 septem.
peintre	39	25	5 sept.
peintre	27	26	2 sept.
peintre	31	25	5 sept.
Septembre.			
fayancier	45	1 Septemb.	12 sept.
peintre	38	4	24 sept.
peintre	21	9	19 sept.
peintre	41	10	19 sept.
peintre	22	12	28 sept.
potier de terre	28	12	19 sept.
peintre	32	13	26 sept.
peintre	40	17	29 sept.
ouvr en passe talon	22	17	27 sept.
potier de terre	28	20	3 octob.
peintre	21	22	3 octob.

METIER.	AGE.	ENTRE'E.	SORTIE.
ſuite de Septembre.		*ſuite de ſept.*	
peintre	41	22 ſept.	3 octobre
peintre †	40	24	1 octob.
Octobre.			
potier de terre	27	8 octobre	20 octobre
cordonnier	22	13	16 octob.
peintre	37	24	10 novemb.
peintre	22	14	7 nov.
ſans metier	31	27	10 nov.
potier de terre	30	31	10 nov.
Novembre.			
plombier †	49	1 novembre	5 nov.
peintre	51	7	21 nov.
potier de terre	55	19	1 décemb.
peintre	25	26	17 décemb.
peintre †	20	27	28 décem.
Décembre.			
peintre	23	1 décembre	8 décem.
pot. de terre	29	3	17 décem.
plombier	22	6	24 déc.
peintre	25	9	19 déc.
fayancier	20	12	26 déc.
peintre	36	16	26 déc.
peintre	22	19	26 déc.
fayancier	32	26	12 janvier
peintre	32	29	30 janv.
Janvier 1756.			
rappeur de tabac	30	5 janvier	23 janv.
peintre	36	11	19 janv.
peintre	18	12	21 janv.
potier d'étain ,	24	12	19 janv.
peintre	23	14	18 janv.
peintre	25	16	30 janv.
peintre	54	18	27 janv.
potier de terre	26	19	30 janv.
fayancier	28	19	2 fév.
peintre	27	26	4 fév.
plombier	65	27	18 fév.
peintre	22	30	6 fév.
Février.			
potier de terre	24	4 février	11 fév.
flaconnier	19	11	20 fév.
potier de terre	54	11	16 fév.
peintre	22	13	20 fév.

MÉTIER.	AGE.	ENTRÉE.	SORTIE.
Suite de Février.			
peintre	38	13 février	25 février
peintre	24	25	15 mars
doreur en carton	26	25	14 mars
cordonnier	40	29	4 mars
peintre	56	29	15 mars
Mars.			
fayancier	40	1 mars	10 mars
peintre	60	1	10 mars
pâtiffier	19	5	19 mars
potier de terre	22	5	13 mars
fayancier	22	7	17 mars
peintre	51	9	19 mars
verniffeur †	35	10	23 mars
peintre	20	12	22 mars
fayancier	47	15	29 mars
peintre	26	15	14 avril
potier de terre	52	15	31 mars
peintre	56	17	29 mars
potier de terre	23	21	29 mars
potier de terre	26	22	2 avril
Avril.			
peintre	19	2 avril	12 avril
maquignon	28	2	16 av.
plombier	29	5	12 av.
peintre	58	5	12 may
peintre	25	12	26 avril
peintre †	66	21	24 avril
May.			
potier de terre †	52	5 may	6 may
peintre	21	9	21 may
peintre	23	13	23 may
potier de terre	68	17	21 juin
plombier	21	24	2 juin
plombier	23	24	2 juin
peintre	42	24	23 juin
pot. de terre	28	28	3 juin
plombier	48	28	7 juin
plombier	40	29	7 juin
peintre	32	31	13 juin
Juin.			
peintre †	40	2 juin	17 juin
broyeur de coul.	26	11	19 juin
pot. de terre	35	14	23 juin

MÉTIER.	AGE.	ENTRE'E.	SORTIE.
ſuite de Juin.			
ferblannier	50	16 juin	24 juin
ſoldat aux gardes	24	23	12 juillet
menuiſier	25	23	12 juil.
gagne denier	50	23	30 juin
menuiſier	60	25	26 juin
menuiſier	21	25	5 juill.
peintre	52	25	16 juill.
peintre	31	26	10 juill.
repetiteur	26	28	14 juill.
Juillet.			
pâtiſſier	19	1 juillet	19 juill.
peintre	40	2	18 juill.
peintre	26	3	14 juill.
plombier	35	5	14 juil.
peintre	47	5	19 juil.
peintre	29	8	15 juil.
plombier	45	10	19 juil.
lapidaire	20	16	26 juil.
paſſe-talon	54	16	23 juil.
peintre	35	26	25 juil.
broyeur de coul. †	25	19	1 aouſt
peintre	16	23	31 juil.
peintre	46	24	6 aouſt
peintre	21	24	30 juil.
peintre	38	27	1 aouſt
peintre	42	28	20 aouſt
Aouſt.			
2 plombiers	28	2 aouſt	13 aouſt
paſſe talon	42	2	9 aouſt
peintre	23	11	18 aouſt
peintre	42	16	19 aouſt
plombier	32	19	25 aouſt
peintre	36	19	1 ſeptem.
peintre	28	22	1 ſeptem.
potier de terre	34	23	30 aouſt
peintre	49	25	13 ſept.
peintre	33	27	6 ſept.
Septembre.			
potier de terre	22	1 Septemb.	10 ſept.
miroitier	19	6	1 octob.
verniſſeur	28	8	17 ſeptemb.
peintre	41	8	17 ſept.
fayancier	27	8	27 ſept.

MÉTIER.	AGE.	ENTRE'E.	SORTIE.
Suite de Septembre.			
peintre †	29	13 sept.	20 sept.
lapidaire	47	17	24 sept
potier de terre	54	20	29 sept.
potier de terre	37	27	6 oct.
peintre	28	29	11 oct.
vernisseur	39	29	1 oct.
Octobre.			
plombier	32	1 octobre	15 oct.
ouvr. en fayance	45	4	13 oct.
cordonnier	48	7	18 oct.
peintre	36	8	16 oct.
peintre	33	11	1 oct.
peintre	43	16	22 oct.
peintre	36	18	25 oct.
peintre	45	18	3 nov.
passe-talonnier	43	21	17 oct.
plombier	32	21	29 oct.
passe-talonnier	16	21	17 oct.
plombier	24	22	29 oct.
peintre	55	29	5 nov.
peintre	45	30	5 nov.
peintre	31	31	19 nov.
Novembre.			
plombier	41	1 nov.	10 nov.
chaudronnier	48	1	24 nov.
peintre	51	8	15 nov.
peintre	33	13	29 nov.
peintre †	40	22	23 nov.
potier de terre	31	29	19 nov.
Décembre.			
peintre	35	13 dec.	17 dec.
peintre	22	15	22 dec.
Janvier 1757.			
soldat	38	3 janv.	17 janv.
peintre	41	7	17 janv.
peintre	19	10	24 janv.
potier de terre †	49	13	17 janv.
rafineur en plomb	39	17	28 janv.
Février.			
peintre	27	1 fev.	5 fev.
lapidaire	21	2 fev.	14 fev.
peintre	48	4 fev.	21 fev.
plombier	36	11	21 fev.

METIER.	AGE.	ENTRE'E.	SORTIE.
ſuite de Fevrier.			
potier de terre	31	16 fevrier	22 fevr.
Mars.			
peintre †	27	7 mars	15 mars
Avril.			
rôtiſſeur	28	9 avril	24 av.
ſans metier	26	9	25 av.
peintre	40	25	6 mai
lapidaire	27	27	4 mai
peintre	20	27	29 av.
plombier	24	27	1 mai
plombier	29	30	8 mai
Mai.			
doreur	25	2 mai	18 mai
peintre	20	6	13 mai
verniſſeur	25	6	20 mai
peintre	48	6	20 mai
plombier	27	11	18 mai
peintre	44	20	30 mai
peintre	47	20	8 juin
Juin.			
peintre	26	1 juin	15 juin
peintre	44	1	13 juin
paſſe-talonnier	27	2	17 juin
potier de terre †	59	4	19 juin
peintre	52	10	6 juillet
peintre	21	13	23 juin
plombier	39	20	30 juin
plombier	24	22	1 juillet
potier de terre	34	22	4 juillet
lapidaire	23	26	6 juillet
plombier	31	26	3 juillet
peintre	49	28	4 juillet
Juillet.			
ſellier	28	1 juillet	15 juillet
peintre	22	4	13 juillet
peintre	40	11	29 juillet
peintre	18	15	20 juillet
cordonnier	27	15	25 juillet
plombier	25	16	13 juillet
paſſe-talonnier	45	18	27 juillet
peintre	44	18	27 juillet
plombier	25	20	25 juillet
peintre	24	20	30 juillet

MÉTIER.	AGE.	ENTRÉE.	SORTIE.
suite de Juillet.			
plombier	29	22 juillet	8 août
plombier	47	27	7 août
broyeur de couleur	47	27	4 août
peintre	40	29	12 août
Août.			
paſſe-talonnier	47	1 août	15 août
peintre	49	1	10 août
peintre	45	1	10 août
fayancier	40	1	30 ſept.
peintre	29	3	9 août
plombier	40	8	17 août
peintre	19	8	17 août
peintre en fayance	23	8	25 août
peintre	41	10	17 août
plombier	57	12	31 août
broyeur de couleurs	53	14	28 août
peintre	39	15	22 août
potier de terre	32	15	23 août
peintre	34	15	5 ſept.
peintre	40	26	9 ſept.
Septembre.			
plombier	27	12 ſeptemb.	1 octob.
paſſe talonnier	36	12	21 ſept.
plombier	28	16	25 ſept.
Octobre.			
peintre	16	21 octobre	17 octob.
Novembre.			
peintre	39	2 nov.	11 nov.
domeſtique	42	4	9 nov.
peintre	32	7	10 nov.
peintre	38	7	16 nov.
peintre	18	7	23 nov.
tapiſſier	16	9	18 nov.
ouv. du plomb lam.	26	9	25 nov.
peintre	53	18	24 nov.
plombier	33	25	9 déc.
Décembre.			
broyeur de couleur	44	2 dec.	9 déc.
peintre	32	7	12 déc.
peintre	44	12	25 déc.
peintre	22	23	6 janv.
Janvier 1758.			
potier de terre	32	13 janv.	25 janv.

METIER.	AGE.	ENTRE'E.	SORTIE.
ſuite de Janvier.			
peintre	28	13 janvier	20 janv.
peintre	48	14	25 janv.
peintre	32	15	30 janv.
broyeur de couleur	26	16	25 janv.
broyeur de couleur	54	16	6 fev.
fayancier	30	20	1 fev.
peintre	54	20	15 fev.
peintre	22	23	27 janv.
Fevrier.			
peintre	14	4 fevrier	10 fev.
peintre	40	20	3 mars
potier de terre	30	20	6 mars
peintre	36	23	6 mars
Mars.			
fayancier	48	2 mars	17 mars
vinaigrier	48	9	24 mars
manœuvre	21	11	19 mars
verniſſeur	49	13	20 mars
peintre	35	15	29 mars
peintre †	29	20	4 mai
verniſſeur	49	25	5 avril
pot. de terre	32	31	14 avril
Avril.			
verniſſeur	40	3 avril	22 avril
plombier	28	21	1 mai
Mai.			
broyeur de couleurs	44	30 mai	4 juin
peintre	36	31	9 juin
peintre	32	31	9 juin
Juin.			
peintre en fayance	30	2 juin	9 juin
peintre en fayance	48	2	14 juin
plombier	28	5	14 juin
potier de terre	40	7	16 juin
plombier	32	16	28 juin
peintre-verniſſeur	26	19	28 juin
plombier	31	21	28 juin
paſſe-talonnier	48	30	17 juillet
Juillet.			
plombier	53	3 juillet	23 aoûr
plombier	52	3	12 juillet
peintre	23	3	28 juillet
peintre	28	8	19 juillet

METIER.

METIER.	AGE.	ENTRE'E.	SORTIE.
suite de Juillet.			
peintre	24	10 juillet	24 juillet
broyeur de couleurs	18	10	19 juillet
manuf. de tabac	10	19	30 juillet
peintre	25	24	31 juillet
peintre	21	28	20 nov.
peintre	21	31	5 août
plombier	28	31	14 août
broyeur de coul.	25	31	7 août
Aoust.			
peintre	26	4 août	12 août
peintre	48	11	25 août
plombier	25	11	28 août
peintre	32	11	30 août
Septembre.			
Octobre.			
potier de terre	47	6 octobre	25 octobre
peintre	29	20	27 octobre
Novembre.			
plombier,	28	2 novembre	13 nov.
plombier	22	4	17 nov.
peintre	29	6	17 nov.
peintre	23	9	18 nov.
peintre	29	15	17 nov.
broyeur de coul.	38	17	10 déc.
broyeur de coul.	48	17	4 déc.
plombier	30	20	4 déc.
peintre	40	20	3 déc.
peintre	57	25	11 déc.
pot. de terre	40	29	8 déc.
tailleur de pierre	56	29	27 déc.
Décembre.			
peintre	28	1 décemb.	11 déc.
peintre	33	1	11 déc.
plombier	26	1	11 déc.
peintre	24	4	25 déc.
peintre	38	12	19 déc.
peintre	20	12	17 janv.
broy. de couleurs †	48	15	29 déc.
potier de terre	41	18	29 déc.
peintre	27	18	5 jan.
plombier	46	27	15 jan.
plombier	50	27	3 jav.

O

MÉTIER.	AGE.	ENTRÉE.	SORTIE.
Janvier 1759.			
peintre	45	2 janvier	12 janvier
potier de terre	34	8	15 janvier
cordonnier †	32	18	29 janv.
potier de terre	38	31	5 février
Février.			
peintre	28	2 février	8 fév.
potier de terre	23	9	5 mar.
peintre	41	16	26 fév.
plombier	43	16	28 fév.
verniſſeur	40	16	28 fév.
peintre	45	17	2 mars
peintre	54	19	21 fév.
plombier	18	19	26 fév.
potier de terre	34	19	26 fév.
peintre	31	28	12 mars
Mars.			
potier de terre	36	5 mars	25 avril
potier de terre	50	5	26 mars
peintre	30	14	28 mars
peintre	20	30	4 avril
Avril.			
plombier	44	13 avril	15 avril
Mai.			
peintre †	53	4 mai	6 mai
peintre	36	7	20 mai
peintre	25	7	12 mai
potier de terre	52	7	27 mai
plombier	28	14	23 mai
peintre	40	22	18 mai
ſans metier	28	25	1 juin
Juin.			
peintre	33	4 juin	9 juin
ſoldat ſuiſſe	25	4	11 juin
cordonnier ,	33	11	21 juin
ſans metier	8	11	25 juin
fayancier	49	11	24 juin
domeſtique	30	13	13 juin
Juillet.			
peintre	20	16 juillet	23 juil.
peintre	37	20	31 juil.
peintre	26	20	30 juil.
potier de terre	31	20	30 juil.
plombier	17	31	6 aouſt

MÉTIER.	AGE.	ENTRÉE.	SORTIE.
suite de Juillet.			
potier de terre	23	23 juillet	31 juillet
épicier	27	29	5 aouſt
cordonnier	19	30	10 aouſt
broyeur de coul.	31	30	13 aouſt
peintre	45	30	13 aouſt
Aouſt.			
peintre	24	23 Aouſt	17 aouſt
broyeur de coul.	52	25	1 ſeptem.
peintre	41	27	14 ſept.
peintre	19	27	7 ſept.
Septembre			
peintre	22	3 ſeptemb.	21 ſeptemb.
peintre	36	3	15 ſept.
peintre	22	7	12 ſept.
peintre	26	10	19 ſept.
lapidaire	16	10	24 ſept.
potier de terre	23	10	28 ſept.
peintre	24	10	26 ſept.
fondeur	16	12	24 ſept.
plombier	24	18	19 ſept.
fayancier	12	20	26 ſept.
broyeur de coul.	2-	20	15 octob.
peintre	36	28	18 oct.
Octobre.			
cordonnier	28	8 octobre	9 octob.
cordonnier	31	8	19 oct.
broy. de coul.	25	8	17 oct.
plombier	65	10	17 oct.
peintre	22	17	9 oct.
vitrier	28	22	29 oct.
plombier	27	22	5 novemb.
peintre	25	29	5 nov.
Novembre.			
peintre	16	21 nov.	5 décemb.
peintre	18	21	9 décemb.
Décembre.			
peintre	25	7 déc.	14 déc.
Janvier 1760.			
porteur d'eau	59	7 janv.	13 janv.
fayancier	51	7	18 janv.

N. B. *Depuis le 7 Janvier juſqu'au 17 Septembre, le nom des maladies n'a pas été marqué ſur ces regiſtres.*

MÉTIER.	AGE.	ENTRÉE.	SORTIE.
Septembre.			
tabletier	52	22 ſeptemb.	3 octob.
peintre	50	30	11 déc.
Octobre.			
peintre	40	19 octob.	5 nov.
raſineur en plomb	33	20	30 oct.
Novembre.			
peintre	28	1 nov.	12 nov.
potier de terre	33	3	21 nov.
peintre	25	14	26 nov.
potier de terre	30	15	5 déc.
peintre	21	24	1 déc.
Décembre.			
peintre	21	1 déc.	22 déc.
peintre	37	3	19 déc.
fayancier	33	3	9 janv.
chaudronnier	33	5	14 déc.
peintre	40	5	24 déc.
imprimeur	23	8	29 déc.
peintre	27	8	26 déc.
potier d'étain	33	12	29 déc.
plombier	24	15	27 déc.
fayancier	49	15	24 déc.
metteur en œuvre	21	15	31 déc.
peintre	20	15	12 janv.
peintre	28	17	5 janv.
peintre	26	17	5 janv.
Janvier 1751.			
peintre	19	2 janv.	19 janv.
fayancier	20	2	12 janv.
peintre †	38	5	21 janv.
peintre	35	9	19 janv.
plombier	45	9	26 janv.
peintre	58	12	30 janv.
fayancier	49	28	9 fév.
Février.			
peintre	47	11 fév.	20 fév.
peintre	0	13	27 fév.
potier de terre	30	25	25 mars
peintre	64	27	9 mars
Mars.			
peintre	48	2 mars	13 mars
peintre	32	2	16 mars
peintre	38	4	20 mars

METIER.	AGE.	ENTRE'E.	SORTIE.
suite de Mars 1761.			
potier de terre	21	16 mars	27 mars
peintre	27	28	4 avril
peintre	32	30	13 avril
Avril.			
peintre	12	6 avril	12 avril
fondeur	30	6	24 avril
peintre	46	10	29 avril
peintre	20	15	27 mai
plombier	45	17	17 avril
peintre	22	17	27 avril
Mai.			
peintre	21	20 mai	29 mai
Juin.			
plombier	60	3 juin	17 juin
peintre	45	5	25 juin
peintre	24	8	26 juin
doreur	23	19	1 juillet.
peintre	28	19	26 juin
plombier	36	19	1 juil.
ouv. au bur. du tab.	26	19	10 juil.
peintre	43	22	6 juil.
peintre	19	22	3 juil.
plombier	23	26	10 juil.
peintre	24	26	5 juil.
passe-talon.	43	26	8 juil.
peintre	25	29	17 juil.
peintre	25	29	15 juil.
Juillet.			
plombier	35	3 Juillet.	15 juil.
lapidaire	23	6	17 juil.
peintre †	25	8	12 juil.
plombier	55	13	24 juil.
plombier	25	20	1 aouft
potier de terre	23	22	2 septem.
foldat fuiffe	33	24	5 aouft
peintre	60	24	17 aouft
peintre	48	27	4 aouft
plombier	27	29	9 aouft
doreur	25	31	17 aouft
peintre	43	31	14 aouft
Aouft.			
peintre	50	1 aouft	17 aouft
peintre	29	3	18 aouft

MÉTIER.	AGE.	ENTRÉE.	SORTIE.
ſuite d'Aouſt 1761.			
plombier	24	5 août	28 août
fayancier	25	5	4 août
peintre	51	12	4 ſeptemb.
peintre	31	12	4 ſeptemb.
plombier	47	24	2 ſeptemb.
peintre	27	28	14 ſeptemb.
broyeur de coul.	30	29	9 ſeptemb.
Septembre.			
peintre	25	2 ſept.	14 ſeptemb.
fondeur	51	7	21 ſeptemb.
fondeur	27	14	26 ſeptemb.
peintre	19	14	25 ſeptemb.
peintre	30	16	2 octob.
doreur	23	18	18 octob.
peintre	19	25	5 octob.
Octobre.			
peintre	46	5 octobre	12 octob.
potier de terre	33	7	19 octob.
fondeur	17	9	19 octob.
plombier	25	9	28 octob.
peintre	19	9	29 nov.
peintre †	26	21	18 déc.
peintre	28	26	18 nov.
peintre	30	30	29 janv.
Novembre.			
peintre	24	12 novemb.	9 déc.
verniſſeur †	64	12	15 mars
fayancier	25	13	25 nov.
verniſſeur	20	15	9 déc.
Décembre.			
potier de terre	44	2 déc.	30 déc.
peintre	60	16	5 janv.
peintre †	21	18	28 déc.
chaudronier	28	21	4 janv.
fayancier	38	23	8 janv.
horloger	15	28	3 janv.
peintre	45	28	4 janv.
Janvier 1762.			
mercier	26	6 janvier.	12 janv.
lapidaire	27	13	27 janv.
peintre	31	22	13 fév.
plombier	29	29	20 fév.
peintre †	32	29	27 fév.

METIER.	AGE.	ENTRE'E.	SORTIE.
Février.			
peintre	32	1 février.	1 mars
lapidaire	20	10	21 fév.
peintre	67	10	21 fév.
peintre	32	10	21 fév.
peintre	59	10	9 avril
peintre	46	15	9 avril
potier de terre	33	19	13 mars
fayancier	26	22	12 mars
Mars.			
peintre †	24	10 mars.	26 mars
plombier	56	12	31 mars
peintre †	67	17	11 avril
plombier	34	19	31 mars
Avril.			
fondeur	22	5 avril.	14 avril
peintre	20	14	30 avril
Mai.			
peintre	27	5 mai.	10 mai
peintre	29	7	24 mai
fondeur	17	12	22 mai
peintre	24	17	22 mai
peintre	25	17	22 mai
plombier	37	24	14 juin
Juin.			
peintre	30	4 juin.	23 juin
peintre	37	9	23 juin
peintre	18	18	28 janv.
lapidaire	37	23	3 juillet
peintre	23	25	2 juillet
vernisseur	57	25	1 sept.
peintre	30	25	5 juillet
Juillet.			
peintre & broyeur	43	9 juillet.	4 août
peintre	59	12	30 juillet
peintre	34	26	30 août
peintre	20	26	6 août
peintre	40	30	13 août
Août.			
peintre	22	1 août.	23 août
plombier	25	2	11 août
peintre	33	2	11 août
plombier	24	11	27 août
peintre	30	18	30 août

METIER.	AGE.	ENTRE'E.	SORTIE.
Suite du mois d'Aouſt.			
peintre	32	25 aouſt.	13 ſept.
lapidaire †	19	25	4 ſept.
menuiſier	52	27	10 ſept.
Septembre.			
peintre	22	1 ſeptemb.	27 ſept.
peintre	56	13	2 ſept.
peintre	31	15	17 ſept.
peintre	30	29	11 octob.
Octobre.			
peintre †	22	1 octobre.	10 octob.
peintre	30	4	28 octob.
peintre	59	6	20 octob.
peintre	65	8	19 nov.
peintre	36	20	10 nov.
Novembre.			
peintre	25	1 novemb.	3 déc.
peintre †	45	3	11 nov.
peintre	45	5	19 nov.
peintre	45	6	17 déc.
peintre	43	10	1 déc.
peintre	16	10	26 nov.
peintre †	39	22	25 nov.
peintre	13	26	10 déc.
plombier	36	26	10 janv.
Décembre.			
lapidaire	29	3 déc.	17 déc.
peintre †	37	6	25 déc.
fondeur	31	6	15 déc.
peintre	54	8	27 déc.
plombier	31	8	17 déc.
peintre	23	13	31 déc.
peintre	30	20	31 déc.
peintre	20	20	3 janv.
lapidaire	27	20	31 déc.
peintre	33	27	12 janv.
cordonnier	50	27	26 janv.
Janvier 1763.			
ciſeleur	43	1 janv.	17 janv.
plombier	26	10	24 janv.
peintre	29	10	18 janv.
peintre	45	19	11 fév.
potier de terre	24	21	7 fév.
peintre	33	26	9 fev.

MÉTIER.	AGE.	ENTRE'E.	SORTIE.
suite du mois de janvier.			
potier de terre	34	30 Janv.	7 fév.
potier de terre	32	30	11 fév.
Février.			
frotteur †	45	7 févr.	11 fév.
peintre	21	11	27 fév.
peintre	18	14	2 mars
peintre	21	14	7 mars
potier de terre	43	25	11 mars
peintre		4	14 mars
peintre	22	4	21 mars
potier de terre	26	6	18 mars
peintre	38	9	23 mars
peintre	26	21	30 mars
Avril.			
fayancier	44	1 avril	11 avril
peintre	62	1	13 avril
lapidaire	32	4	15 avril
peintre	26	6	27 avril
peintre	31	8	18 avril
soldat aux gardes	22	11	22 avril
peintre †	16	18	25 avril
peintre	26	22	18 mai
Mai.			
plombier †	22	18 mai	18 mai
peintre	30	30	13 juin
Juin.			
peintre	41	3 juin	20 juin
potier de terre	44	27	8 juillet
peintre	26	29	8 juillet
Juillet.			
peintre	30	1 juillet	8 juillet
plombier	56	2	22 juillet
plombier	23	4	3 juillet
peintre	40	18	20 juillet
imprimeur	17	18	29 juillet
peintre	31	27	8 août
soldat suisse	41	29	12 août
peintre	26	29	10 août
Août.			
peintre	16	1 août	8 août
plombier	21	1	9 sept.
peintre	59	1	29 sept.
peintre	28	1	10 août

P

MÉTIER.	AGE.	ENTRÉE.	SORTIE.
pour le mois d'Août.			
[illegible]	45	3 août	27 août
peintre	40	3	24 août
peintre	26	5	19 août
peintre	20	5	22 août
peintre	22	8	22 août
peintre	23	8	28 août
peintre	38	8	24 août
chaudronnier	22	8	24 août
peintre	57	15	14 septemb.
peintre	46	15	29 août
peintre	24	21	31 août
peintre	35	22	2 septemb.
peintre	17	24	2 septemb.
peintre	22	29	5 septemb.
Septembre.			
peintre	38	5 septemb.	12 septemb.
peintre	40	7	5 octob.
peintre †	24	7	8 septemb.
peintre	42	12	12 octob.
peintre	20	21	28 septemb.
Octobre.			
peintre	31	1 oct.	17 octob.
plombier	53	7	17 octob.
plombier	50	7	21 octob.
peintre	21	10	2 nov.
peintre	22	31	16 nov.
peintre	50	31	9 déc.
Novembre.			
peintre	29	7 nov.	25 nov.
peintre	31	14	5 déc.
peintre	42	26	5 déc.
Décembre.			
peintre	34	2 déc.	19 déc.
peintre	36	9	23 déc.
peintre	12	12	2 janv.
peintre	29	19	2 janv.
potier de terre	47	23	9 janv.
peintre	32	28	9 janv.
peintre	36	28	23 janv.
peintre †	24	30	3 janv.
Janvier 1764.			11 janv.
potier de terre	22	1 janv.	11 janv.
potier de terre	43	2	3 fév.

MÉTIER	AGE.	ENTRÉE.	SORTIE.
Suite de janvier 1764.			
peintre	22	11 janvier	23 janvier
peintre	30	16	7 mars
peintre	35	16	7 mars
lapidaire	33	23	6 fév.
peintre	17	23	3 fév.
peintre	37	23	13 fév.
peintre	60	23	20 fév.
peintre	23	25	6 fév.
peintre	36	25	6 fév.
Février.			
peintre	20	4 février	29 fév.
peintre	12	8	22 fév.
peintre	38	20	9 mars
peintre	2.	22	2 mai
peintre	53	22	29 fév.
peintre	56	29	12 mars
peintre	24	29	12 mars
Mars:			
peintre	1.	7 mars	19 mars
peintre	2.	23	5 avril.
Avril.			
peintre	16	11 avril	30 avril
peintre	25	13	23 av.
Mai.			
plombier	21	9 mai	21 mai
peintre	19	9	25 mai
peintre	50	13	25 mai
peintre	24	22	4 juin
peintre	25	28	6 juin
Juin.			
peintre	54	8 juin.	18 juin
peintre	48	8	18 juin
peintre	57	12	25 juin
plombier	60	13	5 juillet
peintre	24	15	29 juin
peintre	31	18	2 juillet
peintre	30	22	2 juillet
peintre	40	22	9 juillet
lapidaire	32	25	6 juillet
peintre	28	25	4 juillet
peintre	33	29	13 juillet
peintre	52	2	16 juillet
peintre †	18	2	5 juillet

Metier.	Age.	Entre'e.	Sortie.
Suite de juillet 1764.			
fondeur †	26	7 juillet	22 juillet
peintre	43	7	27 juillet
peintre	18	12	30 juil.
peintre	30	15	27 juil.
peintre	34	18	22 juil.
peintre	23	18	25 juill.
peintre	24	25	6 aouſt
broy. de coul.	24	27	13 aouſt
Aouſt.			
broy. de coul.	43	1 aouſt	15 aouſt
peintre	15	1	17 aouſt
peintre	19	6	17 aouſt
peintre	36	6	23 aouſt
ouvrier en bas	40	6	15 aouſt
peintre	29	8	17 aouſt
plombier	40	10	17 aouſt
peintre	40	10	27 aouſt
potier de terre	41	13	22 aouſt
peintre	38	15	27 aouſt
peintre	15	17	27 aouſt
ſoldat	27	22	2 ſeptemb.
peintre	48	27	12 ſept.
peintre	25	27	7 ſept.
peintre	23	28	30 ſept.
peintre	18	29	14 ſept.
peintre	59	31	1 ſept.
peintre	25	31	9 ſept.
peintre	27	31	9 ſept.
Septembre.			
peintre	32	5	17 ſept.
peintre	32	7	14 ſept.
peintre	29	7	14 ſept.
peintre	43	14	19 ſept.
peintre	30	14	19 ſept.
peintre	30	14	19 ſept.
peintre	25	14	24 ſept.
peintre	18	24	18 octob.
peintre	26	24	26 octob.
broy. de coul.	34	28	8 octob.
Octobre.			
peintre	30	5	14 octob.
peintre	13	8	22 octob.
peintre	16	10	31 octob.

METIER.	AGÉ.	ENTRÉE.	SORTIÉ.
suite d'Octobre 1764.			
chaudronn.	28	12 octob.	31 octob.
potier de terre	36	15	2 nov.
peintre	27	15	26 octob.
peintre	30	22	14 nov.
broyeur de coul.	35	25	3 nov.
fayancier	37	23	28 nov.
peintre	40	31	16 nov.
Novembre.			
peintre	22	7 novemb.	16 novem.
peintre	34	7	31 nov.
peintre	23	12	30 nov.
peintre	24	16	26 nov.
lapidaire	25	16	28 nov.
peintre	33	19	4 décem.
peintre	32	19	28 nov.
peintre	34	23	7 décem.
plombier	41	23	17 décem.
fondeur	22	28	7 décem.
plombier	46	30	10 déc.
Décembre.			
peintre	45	1 décemb.	14 déc.
peintre	36	1	17 déc.
peintre	23	1	14 déc.
potier d'étain	20	7	24 déc.
peintre	36	17	31 déc.
fuiffe de maifon	35	10	24 déc.
peintre	30	10	24 déc.
lapidaire	34	10	26 déc.
peintre	33	14	26 déc.
peintre	33	14	26 déc.
mouleur de figures †	28	14	17 janv.
peintre	2	17	4 janv.
peintre	32	19	2 jan.
Janvier 1765.			
peintre	25	4 janv.	18 janv.
peintre	39	4	23 janv.
peintre	13	7	21 janv.
peintre	52	7 ·	4 jauv.
potier de terre	45	7	21 janv.
peintre	36	18	1 fév.
peintre	26	25	13 fév.
peintre	49	28	13 fév.

METIER.	AGE.	ENTRÉE.	SORTIE.
Février.			
plombier	28	2 fév.	9 février
peintre	18	15	4 mars
peintre †	29	18	15 mars
peintre	29	18	27 mars
peintre	25	25	8 mars
peintre	19	18	27 mars
peintre	33	25	6 mars
Mars.			
potier de terre	40	4 mars	15 mars
peintre	61	6	20 mars
peintre	40	6	18 mars
peintre	19	18	2 avril
imprimeur	38	22	29 mars
peintre	51	25	1 mai
peintre	15	25	8 avril
peintre	52	25	12 avril
Avril.			
peintre	31	37 avril	24 av.
peintre	31	1	22 av.
peintre	30	5	12 avril
peintre	24	15	16 mai
peintre	28	19	1 mai
peintre	37	29	23 avril
Mai.			
peintre	39	3 mai.	13 mai
peintre	36	17	21 juin
domeſtique	22	29	22 juillet
Juin.			
peintre	41	10 juin.	24 juin
peintre	40	10	16 juin
plombier	26	10	17 juin
plombier	24	12	23 juin
peintre	30	12	26 juin
peintre	42	12	28 juin
peintre	59	12	21 juin
peintre	30	14	18 juin
peintre	24	17	29 juin
peintre	21	17	26 juin
broyeur de coul.	50	19	15 juillet
peintre	28	19	5 juillet
peintre	32	21	5 juillet
peintre	38	21	28 juin
plombier	21	24	5 juillet

MÉTIER.	AGE.	ENTRÉE.	SORTIE.
suite de Juin.			
peintre	24	24 juin.	8 juillet
peintre	32	24	8 juillet
peintre	13	26	8 juillet
peintre	42	26	8 juillet
peintre	33	26	22 juillet
Juillet.			
peintre	27	1 juillet.	15 juillet
peintre	26	3	17 juillet
peintre	17	3	15 juillet
peintre	32	5	19 juillet
peintre	22	8	17 juillet
peintre	34	12	22 juillet
plombier	22	12	31 juillet
peintre	27	15	25 juillet
peintre	52	15	31 juillet
peintre	23	17	31 juillet
peintre	52	17	29 juillet
peintre	22	19	2 août
fondeur	22	19	22 juil.
tailleur en caractere	24	19	2 août
peintre	26	22	29 juil.
peintre	62	22	5 août
peintre	32	22	1 août
tailleur	22	24	12 août
peintre	17	24	5 août
fondeur	16	25	5 août
peintre	53	25	5 août
peintre	25	26	15 août
peintre	22	26	14 août
peintre	46	29	9 août
potier de terre	46	29	5 août
peintre	48	29	16 août
fondeur en caractere	30	29	12 août
peintre	25	31	9 août
Août.			
peintre	50	2 août.	22 août
peintre	54	2	12 août
peintre	34	2	9 août
plombier	30	5	20 août
peintre	21	5	18 août
potier de terre	32	5	12 août
peintre	21	5	20 août
fondeur	17	7	18 août

METIER.	AGE.	ENTRE'E.	SORTIE.
ſuite d'Août.			
peintre	47	7 août	16 août
peintre	40	7	18 août
peintre	20	7	16 août
peintre	24	9	18 août
plombier	39	9	14 ſept.
plombier	20	9	17 août
peintre	25	9	17 août
peintre	32	12	26 août.
peintre	16	12	21 août
peintre	37	12	26 août
peintre	16	12	22 août
peintre	26	14	21 août
peintre	52	14	23 août
peintre	22	14	18 août
peintre	43	16	23 août
peintre	48	15	9 ſept.
peintre	60	19	2 ſept.
potier de terre	34	23	2 ſept.
peintre	17	23	2 ſept.
Septembre.			
peintre †	16	2 ſeptemb.	3 ſeptemb.
peintre	31	2	13 ſeptemb.
plombier	33	2	20 ſeptemb.
peintre	53	2	23 ſeptemb.
peintre	37	2	13 ſeptemb.
peintre	38	4	13 ſeptemb.
peintre	19	4	9 ſeptemb.
potier de terre	30	4	8 ſept.
peintre	45	6	23 ſept.
peintre	46	6	23 ſept.
peintre	21	6	13 ſept.
imprimeur	20	9	23 ſept.
peintre	37	9	30 ſept.
verniſſeur	57	13	23 ſept.
ouvrier en porcel.	25	16	23 ſept.
peintre	24	16	25 ſept.
peintre	25	16	30 ſept.
peintre	20	18	17 octob.
verniſſeur	35	23	1 octob.
peintre	30	25	2 octob.
peintre	27	25	7 octob.
fondeur	23	27	23 octob.

MÉTIER.	AGE.	ENTRÉE.	SORTIE.
Octobre.			
peintre	22	7 octobre	16 octob.
plombier	34	7	21 oct.
peintre	32	9	23 oct.
peintre	35	11	16 oct.
peintre	28	14	1 novemb
peintre	57	16	13 nov.
peintre	35	21	4 nov.
peintre	40	21	11 nov.
peintre	45	21	20 nov.
peintre	19	25	8 octob.
peintre	25	28	8 nov.
plombier	26	28	6 nov.
peintre	35	28	5 nov.
peintre	24	30	3 nov.
peintre	24	30	5 nov.
peintre	23	30	16 déc.
peintre	27	30	11 nov.
Novembre.			
tabletier	39	4 novemb.	11 nov.
chaudronnier †	50	4	11 nov.
peintre	32	4	20 nov.
peintre	18	4	27 nov.
peintre	27	4	15 décem.
potier de terre	36	8	20 nov.
peintre	42	8	11 nov.
potier de terre	30	8	18 nov.
perruquier	21	8	9 déc.
ouvrier en glaces	25	8	8 décem.
peintre	26	11	22 novemb.
ouvrier en glaces	20	13	25 nov.
peintre †	38	13	30 nov.
ſalpêtrier	26	13	20 nov.
peintre	28	15	29 nov.
peintre	23	15	22 nov.
ſoldat ſuiſſe	37	15	2 nov.
peintre	35	18	23 nov.
fayancier	24	18	27 nov.
peintre	15	20	22 nov.
ciſeleur	47	20	20 déc.
potier de terre	23	22	29 nov.
peintre	27	22	29 nov.
peintre †	45	22	25 nov.
peintre	26	22	2 déc.
lapidaier	42	25	4 déc.

MÉTIER.	AGE.	ENTRÉE.	SORTIE.
suite de Novembre.			
peintre	26	29 nov.	16 déc.
peintre	31	29	13 déc.
Décembre.			
peintre	31	2 dec.	30 décemb.
perruquier	23	2	9 décemb.
lapidaire	39	2	11 déc.
peintre †	58	2	4 déc.
peintre	52	4	23 déc.
flaconnier	18	6	20 décem.
peintre	31	6	23 décem.
boucher	34	6	16 déc.
plombier	27	6	18 déc.
marchand de biere	41	9	20 déc.
lapidaire	43	9	23 déc.
peintre	28	11	23 déc.
peintre	42	11	23 déc.
peintre	27	11	25 déc.
peintre	22	11	20 déc.
armurier	22	13	23 déc.
chaudronnier	22	13	23 déc.
peintre †	33	13	19 déc.
peintre	45	13	23 déc.
potier de terre	23	13	27 déc.
imprimeur	44	13	23 déc.
vinaigrier	26	15	27 déc.
peintre	74	15	23 décemb.
soldat	21	18	25 décemb.
ouvrier en glaces	57	18	27 janv.
peintre	24	18	27 déc.
potier de terre	50	20	1 janv.
peintre	26	20	13 janvier
imprimeur †	30	20	29 déc.
tabletier	39	20	6 janv.
lapidaire	25	23	1 janv.
fayancier	37	23	6 janv.
potier de terre	20	27	13 janv.
ébéniste	35	30	8 janv.
peintre	37	30	22 janv.
peintre	21	30	15 janv.
Janvier 1766.			
peintre	18	1 janvier	17 janv.
limonadier	19	6	27 janv.
peintre	23	8	20 janv.

MÉTIER.	AGE.	ENTRÉE.	SORTIE.
suite de Janvier 1766.			
peintre	27	10 janvier	22 janvier
peintre	42	13	22 janv.
peintre	22	13	22 janv.
peintre	36	13	12 fév.
potier de terre	45	17	25 janvier
potier de terre	28	17	25 janvier
peintre	28	17	5 fév.
peintre	47	17	31 janv.
potier de terre	49	17	10 février
peintre	37	24	5 fév.
peintre	22	29	10 fév.
peintre	45	31	14 fév.
cordonnier,	26	31	10 fév.
Février.			
fayancier	38	10 février	24 fév.
fayancier	42	14	10 mars
peintre	28	14	7 mars
fondeur	31	14	26 fév.
lapidaire	32	14	24 fév.
peintre †	66	14	22 mars
plombier	32	17	1 mars
peintre	21	17	28 fév.
peintre	25	21	27 fév.
plombier	40	21	12 mars
fayancier	45	24	17 mars
ciseleur	15	24	10 mars
peintre	54	25	14 mars
peintre	20	26	28 mars
lapidaire	29	28	15 mars
peintre	25	28	15 mars
Mars.			
soldat suisse	25	3 mars.	10 juillet
peintre	40	5	14 mars
clerc d'avocat	19	10	26 mars
lapidaire	31	10	19 mars
potier de terre	24	10	21 mars
peintre	30	10	16 avril
ouvrier en glaces	60	19	26 mars
peintre	24	24	14 avril
peintre	35	24	4 avril
potier de terre	48	28	9 avril
cloutier feronnier	27	28	14 avril
peintre †	27	28	30 mars

METIER.	AGE.	ENTRE'E.	SORTIE.
ſuite de Mars.			
gagne denier	43	31 mars	11 avril
peintre	37	31	25 av.
Avril.			
ouvrier en glaces	42	4 avril	23 avril
peintre	30	7	7 mai
plombier	25	9	18 av.
peintre	65	11	25 av.
plombier	33	14	7 mai
pot. de terre	30	16	23 av.
fondeur	29	18	28 avril
domeſtique	22	18	5 mai
plombier	26	23	5 mai
potier de terre	24	25	2 mai
broyeur de couleur	42	28	23 mai
Mai.			
peintre	58	28 mai	9 mai
peintre	22	2	11 mai
lapidaire	24	2	18 mai
peintre	32	2	9 juin
peintre	25	2	12 mai
peintre	25	7	14 mai
peintre	40	11	11 mai
peintre	21	14	20 mai
plombier	25	19	9 juin
plombier	22	19	2 juin
peintre	37	19	9 juin
plombier	33	23	2 juin
peintre †	55	26	2 juin
lapidaire	23	26	13 juin
peintre †	37	28	26 juin
plombier	32	30	6 juin
Juin.			
peintre	30	2 juin	13 juin
fondeur	23	4	13 juin
peintre	36	6	27 juin.
potier de terre	29	6	11 juin
peintre	48	9	13 juillet
peintre	32	9	23 juin
peintre	19	9	28 juill.
peintre	26	13	7 juillet
peintre	25	16	3 juin
ferrurier	52	16	7 juillet
peintre	28	16	4 juillet

MÉTIER.	AGE.	ENTRE'E.	SORTIE.
suite de Juin.			
marchand chapelier	43	18 juin	1 juillet
lapidaire	44	18	4 juil.
peintre	24	20	30 juin
vitrier	24	23	27 juin
cordonnier	25	23	27 juin
peintre	50	23	28 juin
vernisseur	20	23	11 juill.
peintre	65	27	1 juill.
plombier	26	30	10 juill.
peintre	22	30	11 juil.
peintre	41	30	18 juill.
salpêtrier	37	30	9 juill.
Juillet.			
peintre	55	2 juillet	14 juil.
peintre	21	4	11 juil.
peintre	54	4	11 juil.
potier de terre	61	7	27 juil.
peintre	19	7	14 juil.
potier de terre	26	9	18 juil.
peintre	29	11	28 juil.
plombier	28	11	25 juill.
peintre	32	11	28 juillet
peintre †	62	11	13 juillet
peintre	30	11	11 aoust
peintre	25	11	21 juillet
peintre	33	16	30 juillet
fayancier	28	18	30 juillet
fayancier	37	18	1 aoust
potier de terre	22	18	25 juillet
peintre	32	21	3 juillet
peintre	44	11	30 juillet
peintre	26	21	14 aoust
peintre	31	23	1 aoust
peintre	37	23	11 aoust
peintre	29	23	18 aoust
peintre	29	25	6 aoust
peintre	50	25	20 aoust
plombier	23	25	1 aoust
peintre	27	25	8 aoust
doreur	18	25	10 aoust
peintre	22	28	4 aoust
plombier	22	30	11 aoust
peintre	30	30	8 aoust

METIER.	AGE.	ENTRÉE.	SORTIE.
Aouſt.			
peintre	16	4 aouſt	20 aouſt
chaudronnier	38	6	17 aouſt
peintre	17	6	18 aouſt
marchand de vin	32	6	22 aouſt
ouvrier en glaces	55	6	20 aouſt
peintre	29	8	11 aouſt
peintre	40	8	8 ſeptemb.
peintre	20	11	20 aouſt
peintre	42	11	11 ſept.
peintre †	19	11	21 aouſt
peintre	52	11	20 aouſt
peintre	30	15	29 aouſt
peintre	53	15	1 ſept.
peintre	34	15	24 aouſt
peintre	33	15	1 ſept.
plombier	52	18	29 aouſt
plombier	25	20	29 aouſt
peintre †	19	20	7 ſeptem.
peintre	53	22	8 ſeptem.
plombier	30	25	8 ſept.
broyeur de couleur	27	25	9 ſept.
peintre	26	25	2 ſept.
peintre	26	25	7 ſept.
broyeur de coul.	20	29	12 ſept.
Septembre.			
ſerrurier	25	1 ſeptemb.	10 ſept.
lapidaire	15	1	15 ſept.
fayancier	32	1	12 ſept.
chaudronnier	21	1	26 ſept.
fondeur	24	3	15 ſept.
peintre	51	3	17 ſept.
peintre	29	3	15 ſept.
peintre	65	5	22 ſept.
peintre	40	8	22 ſept.
peintre	45	8	17 ſept.
peintre	31	8	17 ſept.
peintre	30	8	19 ſept.
peintre	23	10	19 ſept.
peintre	64	10	22 ſeptem.
plombier	34	12	25 ſeptem.
peintre	37	17	1 octob.
peintre	25	10	29 ſeptemb.
broyeur de couleur	25	19	10 octob.

METIER.	AGE.	ENTRÉE.	SORTIE.
suite de Septembre.			
lapidaire	27	22 septemb.	5 oct.
peintre	24	24	30 sept.
chaudronnier	38	26	11 oct.
peintre	50	26	11 oct
peintre	50	26	10 octob.
peintre	15	26	10 oct.
peintre	26	29	8 oct.
fayancier	30	29	13 oct.
Octobre.			
plombier	23	1 octobre	13 oct.
peintre	24	1	17 oct.
peintre	25	1	5 oct.
peintre †	40	1	6 oct.
peintre †	21	3	24 oct.
peintre	50	6	11 oct.
peintre	33	6	29 oct.
plombier	37	6	13 octob.
peintre	26	6	29 octob.
peintre	22	8	22 déc.
broyeur de couleurs	24	14	19 octob.
vitrier	26	13	7 octob.
peintre	62	13	19 octob.
peintre	25	13	20 octobre
peintre	29	15	7 oct.
peintre	24	17	7 oct.
peintre †	54	17	30 octob.
peintre	54	22	10 nov.
peintre	31	24	5 nov.
peintre	22	24	2 nov.
tabletier	26	24	3 nov.
peintre	42	27	5 nov.
potier de terre	45	27	12 nov.
plombier	38	27	5 nov.
fayancier	20	31	10 nov.
plombier	24	31	12 nov.
peintre	28	31	9 nov.
Novembre.			
peintre	26	5 nov.	1 déc.
peintre	45	5	11 nov.
peintre	30	5	11 nov.
peintre	40	7	28 nov.
broyeur de coul.	20	12	8 déc.
peintre	23	17	28 nov.

METIER.	AGE.	ENTRE'E.	SORTIE.
ſuite de Novembre.			
potier de terre	39	17 nov.	28 nov.
peintre	50	17	28 nov.
fayancier	26	17	18 déc.
peintre	50	19	1 déc.
broy. de couleurs	22	19	19 déc.
peintre	29	28	8 déc.
Décembre.			
plombier	25	12 déc.	20 janv.
peintre	20	12	29 déc.
plombier	56	17	14 janv.
peintre	25	19	2 janv.
potier de terre	27	19	12 janv.
peintre	34	22	2 janv.
peintre	48	24	7 janv.
potier de terre	39	31	14 janv.
Janvier 1767.			
peintre	23	7 janv.	21 janv.
charron	25	9	2 fév.
peintre	42	9	12 fev.
peintre	27	16	28 janv.
peintre	40	16	31 janv.
peintre	22	19	26 janv.
peintre	40	23	9 fev.
peintre	28	23	25 fev.
peintre †	17	28	28 janv.
chaudronnier	38	28	6 fev.
Février.			
potier de terre	38	4 fév.	23 fév.
rubannier	28	4	16 fev.
peintre	32	9	12 fev.
peintre	40	23	9 mars
peintre	25	25	13 mars
Mars.			
peintre	40	4 mars	18 mars
peintre	45	9	16 mars
broyeur de couleurs	19	9	15 mars
peintre	53	11	27 mars
peintre	25	11	30 mars
peintre	60	11	30 mars
peintre	64	18	3 avril
peintre	42	18	27 mars
potier de terre	42	25	6 avril
fayancier	42	30	13 mai

METIER

MÉTIER.	AGE.	ENTRE'E.	SORTIE.
Avril.			
plombier	38	10 avril	22 avril
peintre †	50	13	4 av.
peintre	45	17	26 avril
peintre	19	20	4 mai
peintre	37	22	1 mai
broyeur de coul.	28	25	11 mai
peintre	26	29	15 mai
Mai.			
peintre	35	6 mai	20 mai
broyeur de couleurs	37	6	15 mai
peintre	38	13	29 mai
peintre	26	18	15 juin
plombier	38	20	1 juin
peintre	58	20	3 juin
peintre	25	25	5 juin
plombier	30	25	5 juin
tablettier	37	27	10 juin
potier de terre	28	27	2 juin
imprimeur en lettre	29	26	15 juin
peintre	32	29	15 juin
peintre	37	29	15 juin
Juin.			
plombier	33	1 Juin.	12 juin
plombier	26	1	8 juin
peintre †	23	3	10 juin
plombier	33	3	11 juin
plombier	32	10	22 juin
peintre	27	10	19 juin
peintre †	29	15	17 juin
potier de terre †	28	15	24 juin
vitrier	22	15	22 juin
peintre	41	15	22 juin
peintre	31	15	1 juillet
vitrier	22	17	24 juin
peintre	25	17	26 juin
peintre	26	19	8 juil.
peintre	46	22	3 juil.
carrier	42	25	6 juil.
plombier	40	26	9 juil.
peintre	22	26	10 juil.
peintre	26	29	15 juil.

Q

RÉSULTAT

Des Tables précédentes.

COLOMNES.	MALADES.	MORTS.
1	28	.
2	40	1
3	41	2
4	38	3
5	39	4
6	40	1
7	39	3
8	38	2
9	37	.
10	37	1
11	37	1
12	37	2
13	34	.
14	37	1
15	38	1
16	38	4
17	37	2
18	38	5
19	37	3
20	38	2
21	38	1
22	40	1
23	39	1
24	39	1
25	41	.
26	41	1
27	43	3
28	41	3
29	41	2
30	40	2
31	42	1
32	42	2
33	41	3

COLOMNES.	MALADES.	MORTS.
34	39	1
35	39	4
TOTAL 172		64.

SI nous ne nous sommes point trom-
pés dans la description que nous
avons donnée de cette colique, si le
métier des malades joint aux symp-
tômes qui la caractérifent, est le seul
moyen d'être sûr de son éxistence, on
ne nous soupçonnera peut-être pas
d'avoir pris une maladie pour l'autre;
& dès-lors nous pourrons conclure
de ce calcul, que lorsque dans une
question où la théorie est en défaut,
l'expérience de vingt années a déjà
prononcé fur la bonté d'une méthode, & que les bons effets de cette
méthode se soutiennent encore pendant douze ans sans trop varier, il ne
faut plus balancer de lui donner la
préférence. Nous avouerons de bonne
foi ; que dans notre dernier calcul, le

nombre des morts eſt plus conſiderable que dans celui de M. *Dubois*, mais cela ne ſçauroit infirmer le témoignage de ce Médecin. Parce que nous avons vû dans ce même calcul, des tems où preſque tous les malades guériſſoient ; parce que M. *Dubois* donnant ſes propres obſervations, avoit pû être de quartier à la Charité dans les mois où le nombre des morts ſe réduit à très-peu de choſe, parce qu'enfin M. *Dubois* ne donne pas un dénombrement rigoureux, & n'annonce que des à peu-près. Mais en convenant même qu'entraîné par les ſuccès de la méthode forte, ce Médecin n'ait pas auſſi rigoureuſement déterminé le nombre des morts que nous l'avons fait aujourd'hui, ce dernier relevé doit écarter tout ſujet de conteſtation, & puiſque ſur 1353 malades, nous n'en trouvons que 64 qui ayent ſuccombés ; que faut-il d'avantage, pour démontrer les bons effets de la médecine forte ? Trouve-t'on autant de sujets qui guériffent des maladies ordinaires ? & même, pour ne pas nous écarter de notre sujet, les ob-fervations de M. *de Haen* préfentent-elles de femblables fuccès ? des neuf premiers malades dont il eft fait mention, il en eft mort un, les trois feconds n'ont guéri que par le laps du tems & après des rechutes, & dans les neuf derniers, nous en comp-tons trois qui ont fuccombé. Il eft vrai qu'en réuniffant toutes les ob-fervations recueillies par les diffé-rens Auteurs, qui ont écrit en fa-veur de la médecine adouciffante, on pourroit encore en trouver quelques-uns qui groffiroient cette lifte. Mais outre que ces faits ifolés ne font que des femi-preuves, que dans ces differ-tations particulieres on ne fait point mention de tous les cas défavorables

à ce traitement, il faut observer encore que parmi ces mêmes faits, il en est
beaucoup qui ne prouvent rien (*a*), &
qu'à ceux qui seroient ouvertement
pour la prétendue méthode *catholique*, on pourroit en opposer de contraires, pour le moins aussi décisifs.
Les Médecins de l'Hôtel-Dieu de
Paris ne traitent la colique de peintre que par les drastiques, & les
succès dans cet Hôpital, sont aussi
marqués qu'à la Charité; sans même
entrer dans un plus long détail de
preuves, M. *Bourdelin*, Docteur Régent, apprend tous les ans dans
son cours de Chymie au Jardin du
Roy, qu'ayant été appellé dans
un Fauxbourg de cette Capitale,
pour une colique qui paroissoit

____

(*a*) Tel est celui qui est rapporté dans une dissertation sur la colique de peintre, soutenue à Stras-
bourg en 1764, dans laquelle on cite l'histoire d'un
malade, qui dans l'espace de dix ans, fut attaqué
cinq fois de cette colique, quoiqu'il eut été traité
chaque fois par la méthode adoucissante.

épidémique, il crut en reconnoître la cauſe dans la lytharge, avec laquelle on avoit adouci les vins, & qu'employant en conſéquence la méthode de la Charité, d'environ cinquante perſonnes qu'il traita, il fut aſſez heureux pour n'en perdre que deux *(a)*, ce qui s'accorde parfaite-

(a) EXTRAIT d'une Lettre écrite à l'Auteur par M. Bourdelin, ancien Doyen de la Faculté.

Pour ce qui regarde le nombre de malades que je vis dans le Fauxbourg S. Germain, je n'y ai d'autre mérite que d'avoir employé cette méthode, qui nous étoit familiere à tous tant que nous étions alors de Medecins de l'Hôtel-Dieu. (Cette méthode eſt la même que celle qu'on ſuit à la Charité.)

J'ajoûterai avant de finir ma lettre, une obſervation qui juſtifie ce me ſemble, bien cette méthode dans la maladie dont il s'agit. C'eſt que la femme d'un des deux Marchands de vin qui perirent de cette maladie, *& qui ne perirent que pour avoir perdu le tems à employer les adouciſſans ſeuls & les délayans, qui ſont aſſurément, en pareils cas, LEVIORIS ARMATURÆ PRÆSIDIA*, cette femme fut attaquée de cette maladie étant groſſe de trois mois environ autant que je puis m'en ſou-

ment avec le calcul de M. *Dubois.*

On peut déduire des tables que nous venons de donner, des corollaires non moins essentiels que les précé-

venir ; j'employai à peu-près les mêmes remedes, un peu mitigés, cependant, & précedés d'une seule saignée, par rapport à son état, & elle fut guerie. Dans la même grossesse, quelques mois après, elle fut attaquée une seconde fois du même mal. Elle fut traitée cette seconde fois de même que la premiere, & guerie radicalement & sans retour. Il est certain que c'est battre l'air & perdre son tems, que s'amuser à traiter cette maladie par l'usage seul du petit-lait, des adoucissans, &c. comme l'ont dit & fait imprimer certains Auteurs, qui apparemment n'en avoient jamais vû, &c. . . . .

A ce témoignage d'un Medecin célébre, qui a vieilli dans l'exercice de son art, joignons celui de M. *Malouin*, Docteur-Régent de la Faculté. Ce sçavant dit expressément dans sa Chymie Médicinale, tome 1, pag. 68, que l'huile n'est pas un bon remede pour les véritables coliques de peintre qui viennent des couleurs ou du plomb, parce que l'huile ne détache point ; elle fait une espece de vernis avec la matiere des couleurs dans les entrailles ; il vaut mieux employer dans ce cas, l'émétique, pour secouer cette matiere à laquelle est attachée celle qui cause la colique ; l'ipecacuenha y fait

dens

dens. La plùpart de ceux qui ont eu cette colique font peintres ou plombiers, en général, à l'exception d'une douzaine, qu'il eſt même permis de

fort bien auſſi ; enſuite on donne des lavemens avec le diaphœnix, &c. On peut conſulter encore les pages 400, 401, du même volume, où entr'autres choſes, il eſt dit expreſſément, *que rarement la ſaignée convient dans ces coliques, qu'il faut commencer par faire vomir ces malades avec de l'i-pecacuanha, & enſuite avec de l'émétique ; après les avoir ainſi purgé par haut, on les purge par bas, &c.*

L'illuſtre Commentateur de *Lemeri*, M. *Baron*, autre Docteur-Régent de la Faculté, penſe que les coliques de peintre font de nature à ne ceder qu'aux émétiques & aux purgatifs les plus violens, comme M. *Dubois* l'a démontré. Note *c.* page 297, Cours de Chymie de *Lemery*, &c. Le reſte de cette note n'eſt qu'un précis de la thèſe de M. *Dubois*, dans lequel on voit que M. *Baron* eſt du même avis que ce dernier Docteur.

Le Medecin Chymiſte qui a préſidé à la traduction de la pyritologie *d'Henckel* & qui occupe un rang •diſtingué parmi les Docteurs de notre Faculté, M. *Roux* aſſure dans une note où il décrit la maniere actuelle de traiter les malades à la Charité de Paris ; que la méthode curative *d'Hen*

R

foupçonner d'avoir bû des vins fal-
fifiés, il entre plus ou moins de plomb
dans les ouvrages de ceux qui ont
éprouvé cette maladie ; ce qui dé-
*chel (par les faignées & par les adouciffans),
eft infuffifante & même aangereufe, en ce qu'elle
fait perdre un tems précieux qu'on pourroit employer plus utilement.* Pyritologie, &c. tra-
duite de l'Allemand, page 487, *de la colique des Fondeurs.*

Le feul M. *Aftruc*, célébre d'ailleurs par
d'autres ouvrages, s'eft déclaré contre la
médecine forte, & a pris parti pour la faignée & pour les adouciffans, d'où M. *de
Haen* prend occafion de conclure qu'il eft
évident que la méthode de M. *Dubois* n'eft
point généralement reçue à Paris, ni la
feule de laquelle on doive attendre du fuccès. *Cum Cl.* Aftruc, *in hoc morbo* V. S. *emol-
lientia interna externaque commendet, clarè pa-
tet methodum clar.* Dubois, *ipfis Parifiis, nec
univerfalem, nec quæ profit unicam haberi. Rat.
med. p. 290, t. 1.* Comme la differtation de M.
Aftruc eft chargée d'une théorie tout-à fait
étrangere aux fymptômes qui caractérifent
cette maladie, qu'elle eft plus précieufe
par l'expofition du fentiment des differens
Auteurs que par les détails de pratique,
qu'enfin, fans égard pour la vraie colique des peintres, M. *Aftruc* paroît l'avoir
confondue avec plufieurs autres coliques

montre que c'eſt au plomb plutôt
qu'à toute autre minéral qu'il faut
l'attribuer, auſſi les anciens ne re-
doutoient-ils dans le plomb que ſa
qualité froide & ſiccative, & s'ils fai-
ſoient vomir après avoir avalé de la
lytharge & de la ceruſe, comme après
avoir pris de l'orpiment, de l'arſenic,
&c. leur unique objet dans le premier
cas, étoit d'exciter le vomiſſement,
dans le ſecond au contraire en évacuant l'eſtomac, ils avoient intention
de calmer les ſymtômes d'éroſion,
ſemblables, décrites ailleurs ſous des noms
differens, on ſent le cas qu'il faut faire de
cette diſſertation ; la thèſe de M. Dubois,
oppoſée à cette premiere, & propoſée cinq
ans après, a entierement prévalu : non-
ſeulement on l'a ſoutenue de nouveau il y
a trois ans, mais encore elle a fait changer
d'avis à pluſieurs Medecins ; M. *Maloet*, qui
défendit celle de M. *Aſtruc*, dans le tems,
n'en eſt pas le partiſan ; ce Docteur eſt Médecin de la Charité de Paris ; les ſuccès qu'il
éprouve à chaque jour de la médecine forte,
le confirment de plus en plus dans l'idée avan-
tageuſe qu'il en avoit conçu depuis long-tems.

& d'adoucir ainſi le corroſif du poiſon avalé.

Un raiſonnement ſur lequel nous ne ſçaurions trop inſiſter, acheve d'écarter les autres minéraux de la cauſe de la colique métallique ; on n'a jamais obſervé cette colique dans ceux qui par hazard, ou de deſſein prémédité, ont pris de l'orpiment, de l'arſenic, du ſublimé corroſif, &c En revanche, le plomb qui n'excite aucun de ces accidens, ne manque pas de donner la colique. C'eſt encore en réfléchiſſant ſur l'effet prophylactique, qu'ont produit de tout tems, ſur les ouvriers expoſés à l'action du plomb, le lait, les corps gras, & ce qui tient le ventre libre, qu'on trouve dans cet effet, la preuve la plus complette de l'action de ce minéral ſur les ſeules premieres voies : car puiſqu'on ne ſçauroit diſconvenir que l'action des graiſſeux, ſe borne à l'eſtomac & aux

inteſtins, ces corps ne doivent préſerver de la colique, qu'en garan-
tiſſant les viſceres membraneux du
bas - ventre, de l'impreſſion ſiccative des corpuſcules ſaturnins, d'où
s'enſuit évidemment, que la paralyſie des extrémités qui ne précede pas
la colique, dépend entierement de la
compreſſion des parois de l'eſtomac
& du canal inteſtinal.

Les mois d'été, & plus encore
ceux d'automne, qui très-ſouvent
ſont fort chauds à Paris, ſont auſſi
ceux dans leſquels les ouvriers paroiſſent le plus expoſés à la colique :
la ſaiſon la plus froide, pendant laquelle on échauffe les appartemens
avec les poëles, préſente à peu près
le même phénomene ; cela dépend-il
de la diſſipation exceſſive de la partie
la plus tenue de nos humeurs, ou
bien faut-il en accuſer la plus grande volatiliſation des molecules de

R iij

plomb ? l'une & l'autre cauſe y contribuent ſans doute ; cetteobſervation doit donc porter les ouvriers dans les travaux deſquels il entre de ce minéral , à ne pas trop échauffer leurs atteliers pendant l'hyver , à en temperer la chaleur, autant qu'il eſt poſſible, dans les ſaiſons oppoſées, à y entretenir toujours un courant d'air aſſez fort , enfin, à éviter toute nourriture trop ſeche & trop échauffante, pour ne faire uſage que d'alimens doux, humectans & ſur-tout de laitage comme nous l'avons conſeillé dans les conjectures précédentes (a).

En faiſant le relevé de nos tables nous nous ſommes aſſurés que le nom-

[a) *Hoffman* regardoit un bouillon bien gras, pris tous les matins, avant de ſe mettre au travail, comme le meilleur moyen de préſerver de la colique ceux qui travailloient au plomb. *Med. rat. tom.* IV, *page* 1, *ſ.* 2, *c.* 5. L'uſage des graiſſeux, de quelque nature qu'ils ſoient, eſt recommandé par tous les Auteurs.

bre des rechutes n'étoit pas confidérable; & comme les ouvriers ne ceffent de venir en foule à la Charité,
cela ne fçauroit dépendre de la répu-
gnance qu'ils ont de fe faire traiter une
feconde fois par une méthode qui les
auroit dégoûté ; d'ailleurs on traite à
l'Hôtel-Dieu par les draftiques , & les
Médecins de Paris n'employent gueres d'autres moyens. Quels font donc
les endroits où ces malades, fuïant la
Charité, iroient fe faire traiter de leur
rechute,comme le prétend M. *deHaen*?
La Charité eft fi bien le rendez-vous
des coliques de peintre ; les Habitans
de cette Ville font fi fort perfuadés
que dans cet endroit feul, eft fuivie la
bonne méthode, que les ouvriers fe
croyent perdus , lorfqu'on ne peut les
y recevoir ; quelques-uns même pouffent le préjugé jufqu'à craindre d'être
manqués par les Medecins de la Charité, lorfque le traitement ne fe fait
pas dans cet Hôpital.   R iiij

Dans le nombre des malades morts de la colique de peintre, à peine en trouve-t-on un ou deux dont la maladie ait traîné en longueur; deux, trois, quatre jours au plus, en ont fixé le terme, ce qui prouve que ces malades avoient déjà beaucoup souffert avant d'être transportés à la Charité, & que leur mort est moins l'effet du traitement actif, que la suite de l'état désesperé dans lequel ils étoient avant d'entrer. Témoins nous - même de ces faits, nous formons cette conjecture avec d'autant plus d'assurance, que la chose se passe réellement comme nous l'annonçons. Mais si, dans ce cas, la mort des malades ne doit point être imputée au traitement, il n'en est pas de même de ceux qu'on a vainement essayé de guérir par la méthode *catholique*; on les voit des mois entiers, des deux mois même, souffrir de leur colique,

malgré la quantité de graiſſeux,
d'huileux, & de laiteux, dont ils font
uſage ; & après un ſi long délai, ces
malades périſſent enfin. Quelques
jours ſuffiſent au contraire pour la méthode des draſtiques, & le petit nombre des rechutes, prouve que cette méthode n'eſt point palliative comme on
a voulu le faire entendre. D'ailleurs,
en ſuppoſant des rechutes auſſi nom-
breuſes par les draſtiques que par les
adouciſſans, on ne ſçauroit les im-
puter à l'inſuffiſance du premier traitement, parce que les ouvriers une
fois guéris, reprennent tout de ſuite
leur métier, & par conſéquent, re-
tournent de nouveau s'expoſer à la
cauſe de leur maladie ; à Vienne, au
contraire, on garde ces malades des
années entieres dans les Hôpitaux,
on les ſoigne, on les médicamente, &
malgré ces ſoins & ces précautions,
ils n'en rechutent pas moins.

Mais la médecine d'expectation eft celle qu'il faut fuivre dans les maladies aiguës, on la trouve confignée dans les œuvres d'*Hippocrate*, les plus grands Medecins l'ont enfeignée dans tous les tems; or dira-t'on, la colique de peintre paroît par fes fymptômes devoir être rangée dans la claffe des maladies aiguës; elle a fes périodes, & l'expérience a fait voir que cette colique s'eft terminée par des tumeurs critiques; comment perfuader qu'une médecine violente & tumultueufe puiffe être utile dans ces fortes de cas?

Ce ne feroit pas ici le premier exemple de l'oppofition qui regne entre le raifonnement & l'expérience: fi les fuccès répondent à l'attente du Médecin, qu'importe d'ailleurs, que la pratique foit d'accord ou non avec la théorie? il eft cependant poffible de trancher le nœud de cette difficul-

té : en effet, eſt-il bien prouvé que
toutes les maladies qui s'annoncent
par de violens ſymptômes doivent être
rangées dans la claſſe des aiguës que
la nature guerit par des criſes prémé-
ditées? la fievre eſt l'agent de ces ſortes
de criſes & l'on n'en trouve point dans
la vraie colique de peintre : la cauſe des aiguës paroît être autant dans
le ſang que dans les humeurs, peut
être a-t'elle encore ſon ſiége dans les
ſolides ? celle de la colique dont nous
parlons, réſide dans les premieres
voies ; dans les aiguës l'évacuation
n'eſt ſalutaire que par les couloirs que
la nature a préalablement affecté : elle
varie, ſuivant la différence des tempé-
ramens, de l'âge, du ſexe, & du dégré
d'activité des particules morbifiques ;
dans la colique des métaux, l'évacuation ſeule du bas-ventre eſt le moyen
le plus prompt, le plus ſûr, & le ſeul
qui puiſſe la faire ceſſer : dans les

aiguës les évacuations des premiers
jours ne font que symptomatiques, le malade n'en éprouve aucun soulagement, dans la colique, il est toujours soulagé par les évacuations du bas-ventre, dans quelque tems que ce soit de la maladie : Enfin les aigues dans le terme assez court qu'elles parcourent, ne cessent de menacer les jours du malade, au contraire la colique des peintres est rarement meurtriere, le plus souvent elle traîne en longeur ; & le danger que courent ordinairement ceux qui en sont attaqués, est de rester perclus de leurs membres.

Il faut donc mettre une grande différence entre les maladies aiguës ordinaires, & une colique dont les douleurs ne viennent que de la compression causée par la dureté des excremens ; en vain on calmeroit, on adouciroit, on attendroit la crise, lorsqu'une épine implantée entre l'ongle & la

peau excite les plus cruels élancemens, lorsqu'un panaris de la troisiéme espece, fait effort contre les bri-
des tendineuses qui l'environnent,
lorsqu'enfin les fibres d'une aponevrose piquée excitent par leur écarte-
ment continuel, les douleurs les plus
violentes ; le plus sûr alors est d'arra-
cher au plûtôt l'épine, de faire jour au
panaris, de débrider l'aponevrose.
C'est encore inutilement qu'on essaye-
roit de combattre les accidens de la
dentition par une médecine anti-
phlogistique, la gencive comprimée
excite des douleurs, des convulsions,
même des paralysies qu'on dissipe en
faisant jour au corps comprimant, par
le débridement des gencives; un coup
de lancette suffit pour ramener le calme & la guérison.

Une jeune fille ayant par hazard
laissé entrer dans le conduit de son
oreille gauche une boule de verre qui

n'en pût être alors retirée, éprouva
dans cette partie les douleurs les plus
aiguës; ces douleurs se communique-
rent au même côté de la tête; après un
long espace de tems, elles furent sui-
vies d'un engourdissement du bras, de
la main, ensuite de la cuisse, enfin
de tout le côté gauche, & l'extrêmité
supérieure tomba dans le marasme.
Fabrice qui rapporte cette histoire,
appellé pour voir la malade, s'assura
de la présence du corps étranger, en
fit l'extraction, & rendit ainsi cette
infortunée à sa premiere santé (*a*). La
même chose arrive dans la colique des
peintres, les excrémens compriment
les tuniques du bas-ventre & causent
les plus grandes douleurs, même l'engourdissement des extremités. On dé-
gage le bas ventre par un lavement
actif, le lendemain on fait vomir le

(*a*) Bibliotheque de Medecine, au mot
Paralysie.

malade, on évacue enfuite par bas, la liberté du bas-ventre ramene le calme, les douleurs ceffent & le malade eft rétabli.

Il faut donc mettre dans les maladies la même diftinction que M. *Roux*, notre illuftre Confrere a établi dans les fonctions faines du corps humain (*a*) ; il en eft de purement méchaniques, il en eft d'organiques, il en eft de chymiques. La colique de peintre nous paroît appartenir à la feconde claffe; c'eft un poifon introduit dans les boyaux qui a produit fon action ficcative ; fes molécules ont fait maffe avec les matieres fécales , & les fucs excrementitiels ; tout l'art confifte à dégager les inteftins de ce corps étranger qui les molefte & qui caufe tous les accidens.

Les tumeurs critiques obfervées à la fuite de la colique de pein_

(*a*) *Utrùm ex unico fyftemate legum deduci poffint omnia phænomena œconomiæ animalis, Parif. ann.* 1760.

tre, ne sont pas communes ; l'exemple le plus remarquable & peut-être l'unique de ce genre, nous est fourni par *Henckel* (*a*) : mais le sujet de cette observation, de l'aveu même de ce mineralogiste, avoit eu auparavant une attaque de colique spasmodique ; & quoiqu'*Henckel* regarde cette derniere colique comme l'effet des émanations métalliques, les signes precurseurs qu'il en rapporte, paroissent plùtôt annoncer toute autre maladie ; le sujet étoit plethorique, disposé à l'hemorrhagie : sa premiere colique s'étoit terminée par des crises marquées, l'inflammation accompagna la seconde, avec elle l'irritation se manifesta, & le septiéme jour il se forma une tumeur à deux ou trois travers de doigt au-dessus du nombril, qu'on fit suppurer,

(*a*) *Henckel*, Pyrithol. page 478.

&

& qui termina la maladie. Quoiqu'en
dife *Henckel*, il refte toujours un doute
fur cette feconde colique, & fes fymptômes très analogues à la premiere,
font penfer que ce Médecin n'auroit
pas dû les diftinguer. Mais quand même dans cet exemple cette colique
feroit celle des peintres, eft-il bien
décidé que cet abfcès fut critique?
Henckel ne faigna point le malade,
quoiqu'il fût phlétorique & que fa
maladie fût accompagnée d'irritation & d'inflammation; il n'en faut pas
davantage pour former des engorgemens dans les différentes parties, &
des abfcès qui pour lors font moins la
crife primitive, que la fuite de la plé-
thore & de l'étranglement des vaiffeaux.

Les ganglions qu'on a voulu regarder comme critiques, (opinion nous
l'avons dit, réchauffée des Anciens),
ceffent de paroître tels, lorfqu'on
confidere qu'un tiraillement un peu

violent de ces parties en fait naître
tout auffi bien fans qu'il foit queftion
de colique, & fi la douleur d'un fimple tiraillement peut produire un effet
pareil, que ne fera pas celle qu'y
éprouvent ordinairement ceux qui
fouffrent de la colique des métaux.

Cependant *Henckel* affure que la colique des fondeurs produit une inflammation dans les inteftins ou dans
le méfantere, *qui fe termine fouvent par
la fuppuration & la gangrene.* Il veut
encore que les vapeurs métalliques
pénétrant » dans le fang avec le chy-
» le, produifent des inflammations
» nonfeulement dans les parties char-
» nues & membraneufes comme le
» péritoine, le placenta, le diaphragme,
» mais même dans les principaux vif-
» ceres, furtout dans les poulmons, à
» caufe de la mauvaife qualité du
» fang, dont la circulation eft arrêtée
» tant par fon épaiffiffement que par

» la contraction des vaiſſeaux , des
» membranes, des glandes, ce qui
» doit produire néceſſairement des
» obſtructions. » Ceux qui meurent
ici de cette colique ſont en petit nombre , & il eſt rare d'obſerver en eux ces
ſymptômes.

S'il eſt donc tant parlé d'inflammation, de ſuppuration & de gangrene
dans l'ouvrage *d'Henckel*, c'eſt que la
méthode anti - phlogiſtique ne lui
réuſſiſſoit pas, il y a même apparence
que l'énumeration de tant d'accidens
peu obſervés ailleurs eſt exagerée : on
voit qu'*Henckel* donnoit beaucoup à la
théorie, & qu'il établiſſoit ſa pratique
ſur ſon raiſonnement. On ſera de plus
en plus convaincu de cette vérité ſi
l'on compare avec le traité de *Henckel*, ce qu'a écrit *Sthokuſius* ſur la même maladie (*a*).

(*a*) *Stokuſius*, libell. de *Lithargiri*, ſum.

Mais pourquoi tant redouter la médecine active dans le traitement de la colique des peintres? Si l'on a vû des Médecins trop tranchans & trop décidés dans l'adminiſtration des remedes, ſi pluſieurs ont été juſtement accuſés d'être *polypharmaques*, n'eſt-il pas à craindre qu'en voulant trop ſimplifier la pratique, on ne tombe dans un excès contraire ? s'il faut ſuivre la nature, il faut auſſi la ſeconder : ce n'eſt point dans une inaction blâmable, ou en en embeurrant ſeulement les entrailles des malades, qu'il faut chercher les moyens de guerir un mal qui demande des prompts ſecours, & la colique métallique qui de toutes les maladies de ce genre, ſe prête le plus au traitement fort, ne doit pas être

nox. goſlariœ, ann. 1656. La ſeule choſe bien traitée dans *Henckel*, c'eſt la recherche de la cauſe de la colique des Fondeurs. Cet Auteur démontre par l'experience, que le plomb eſt le ſeul métal qui la produiſe.

la feule ou prefque la feule dans laquel-
leon n'ofera fe permettre l'ufage des
médicamens actifs. Qu'on ouvre les co-
des de pratique, qu'on confulte ces ju-
dicieux obfervateurs qui fe tenant en
garde contre les préjugés de la théorie
& n'agiffant que felon l'urgence des
fymptômes, & par ce qu'ils appel-
loient avec *Hippocrate , juvantia &*
nocentia, fe font acquis à jufte titre
la plus haute réputation ; l'on trou-
vera plus d'une colique violente, guerie par des remedes très-énergiques.

On verra des coliques venteufes très
aiguës , ceder aux carminatifs , aux
cathartiques; une efpece de colique
auffi vive que ces premieres, mais attribuée par les Anciens & par quelque Modernes, aux flatuofités & à la pituite vi-
trée, ceffer par l'ufage repeté de violens
purgatifs & des lavemens irritans (*a*),

(*a*) *Ætius , Tetrabibl.* III, *ferm.* I, page 571 , Lugd. 1719. Voyez encore la fuite
de cet Ouvrage.

on verra parmi les Anciens, Arætée
parler peu des ventoufes fcarifiées, encore moins des faignées, dans la colique mélancholique & confeiller au
plûtôt l'elleborifme comme le moyen
le plus fûr, & parmi les Modernes, un
des plus zelés défenfeurs de la Médecine anti-phlogiftique, après avoir or-
donné, plus par précaution que par
néceffité, une feule faignée dans un
volvulus, fymptôme fébrile, n'attendre
pas plus de deux heures pour prefcri-
re un lavement de fumée de tabac,
regarder ce remede actif comme de
tous le plus efficace, exiger qu'on y
revienne fi le bas-ventre n'eft pas dé-
barraffé, adminiftrer les purgatifs les
plus forts δρασικότεροι, en bols fans faire
boire le malade, de peur qu'il ne les re-
jette, & dans ce cas calmer feulement
l'émotion paffagere que caufent ces remedes, par le laudanum & par les ale-
xitaires : revenir enfin aux pur-

gatifs lorfque le vomiffement étoit
appaifé, & combiner ainfi les draftiques & les parégoriques jufqu'à ce
que le bas-ventre fut libre. *Sydhenam
fched. mon. de nov. febr. ingreff.*

Ces exemples & mille autres que
nous pourrions apporter, appren-
dront peut-être une bonne fois, à ne
point trop mettre en avant la méthode anti-phlogiftique & furtout les fré-
quentes faignées dans la vûe de prévenir les engorgemens qui font à venir. La malheureufe démangeaifon de
tout expliquer par la méchanique, a
donné trop de credit à la phlébotomie:
c'eft à la théorie de l'inflammation a-
doptée par *Boerrhaave,* & tant préconi-
fée enfuite par fes difciples que nous devons fur tout l'habitude meurtriere, de
trop ouvrir la veine. Et comment cette
pratique n'auroit-t'elle pas prévalu?
l'obftruction caufoit l'inflammation,
& d'après le Médecin Hollandois,

un point d'obftruction comprimant les vaiffeaux voifins étoit capable d'obftruer de proche en proche, tout le refte du corps; de-là cette néceffité mal entendue d'ouvrir fouvent la veine dans la vue de dégorger les vaiffeaux ou de prévenir des engorgemens beaucoup trop redoutés. Rien de plus conféquent que de faigner lorfque le cas l'exige, auffi **M.** *Dubois* & fes partifans ne rejettent-ils point la faignée quand les fymptômes font portés au dernier dégré de violence, ou compliqués avec la fievre; fans cela ils la regardent toujours comme inutile & très-fouvent comme pernicieufe.

Deux exemples acheveront de convaincre nos lecteurs de la fupériorité de la médecine forte & du danger de l'adouciffante, excepté dans les légeres coliques, lefquelles cedent indifferemment à toutes les méthodes.

Une

Un plombier attaqué de la colique fut tranſporté à la charité ; on commença par le traiter ſelon la méthode reçue. L'émétique avoit excité un vomiſſement de ſang conſidérable, qui dura pendant deux fois 24 heures ; le ſecond jour de la maladie, le Médecin bravant ce ſymptome ne perdit pas le tems & purgea fortement le malade ; les purgatifs eurent le plus grand ſuccès, l'hémorragie ceſſa ; on continua le traitement à l'ordinaire, & cet homme fût guéri dans une vingtaine de jours, ſans le moindre reſte de l'accident étranger, occaſionné par le vomitif.

Dans une autre, le pouls continua d'être élevé la nuit du jour de l'exhibition de l'émétique ; la choſe ſe paſſe preſque toujours ainſi. Le lendemain le Médecin redoutant trop ce mouvement fébrile, eût recours aux relâchans, aux calmans, aux adouciſſans ; le mal empira le ſoir même, il sembloit faire chaque jour de nouveaux progrès, & se montrer avec d'autant plus de violence qu'on le craignoit & le ménageoit davantage ; malgré cette douceur de la part du Médecin, le malade mourut de sa colique.

Ces observations, dont nous pourrions grossir la liste, prouvent la nécessité de la médecine forte, & combien peu sont fondés ceux qui séduits par une fausse théorie, ou n'ayant pour eux qu'un très-petit nombre de faits, souvent mal interprétés, se déclarent avec un ton trop décisif pour ce qu'ils appellent leur médecine *catholique*. Et puisqu'il est démontré que les Médecins de Paris sont de tous les plus à portée de voir & de traiter cette maladie, c'est donc à leur expérience plutôt qu'à des vains raisonnemens qu'il faut s'en rapporter pour le choix de la méthode curative.

Plus on est étonné de ce partage de sentimens, plus on est curieux d'en pénétrer la cause. Nous avons dit que M. *Astruc* avoit confondu sous un même nom de *colique de Poitou*, toutes celles dont les symptomes paroissent analogues à cette premiere : c'est vraisemblablement cette confusion qui a induit en erreur ceux qui ont écrit après lui ; ainsi la colique des Peintres, de Poitou, la colique mélancholique, la scorbutique, l'arthritique, &c. toutes ces maladies n'ont fait qu'une même espece, à toutes on a prescrit de part & d'autre un seul & unique traitement ; de-là, sans doute, est venue cette diversité d'opinions, qui en formant deux partis opposés, a donné l'exclusion à l'une ou à l'autre méthode, sans trop examiner s'il ne falloit pas distinguer les coliques d'une espece d'avec celles d'une autre espece tout-à-fait différente.

En consultant mieux les Anciens, on auroit vû peut-être, qu'il y a réellement deux sortes de coliques, semblables à celle de Poitou, l'une épidémique & l'autre minérale ; que quoique la premiere cede souvent aux vomitifs, cependant quelques Auteurs n'ont point indiqué ce secours, & que la seconde, presque toujours rebelle aux remedes adoucissans, n'a jamais été mieux combattue que par les émétiques. Le sentiment des premiers Auteurs, qui ont écrit sur cette maladie, répandra quelque jour sur cette question ; en même tems il viendra à l'appui de ce que nous avons avancé dans ces recherches.

Notice des principaux Auteurs qui ont écrit sur la colique des Peintres depuis Hippocrate jusqu'au XV. siecle.

Hippocrate. Quoiqu'en aient pu dire certains Auteurs, le pere de la Médecine, ne paroît pas avoir fait mention de la colique des Peintres ; à la vérité, dans le quatriéme Livre des *Épidémiques*, il est dit qu'un malade qui demeuroit auprès des mines, avoit l'hypochondre droit serré, la ratte gonflée, le bas-ventre tendu, peu libre, &c. le mal se jetta sur le genouil gauche, il reprit ensuite, & à la fin il se termina par une crise (*a*). Mais il est ici question de crise, & la colique des Peintres n'en a pas ; d'ailleurs tant d'autres symptomes de cette colique man-

(*a*) Hippoc. *de morb. vulgar. lib.* IV. *sect.* VII. *pag.* 219. *edit. sœs. Francof.* 1514.

T iij

quent à ce tableau, qu'il n'eſt gueres poſſible de décider quel eſt le genre de maladie dont *Hippocrate* a voulu parler. Il en eſt de même des autres affe-ctions qui pourroient avoir quelque rapport avec la colique des plombiers: un ſeul endroit des Œuvres d'*Hippocrate* ſemble prouver que cet Auteur a connu la vertu ſiccative du plomb ; *Hipp. de ſuperfat. ſect. 3, pag. 48.*

Mais qu'*Hippocrate* ait parlé ou non de la colique des Peintres , cette colique n'en a pas dû moins exiſter avant cet Auteur , de ſon tems , & après lui. Il ſuffit de parcourir les Hiſtoriens ſacrés & profanes , pour voir que l'art d'exploiter les mines , de fondre les métaux , de les purifier & de les travailler , a été plus ou moins cultivé dans tous les tems. La peinture ne fut pas oubliée , on employa de bonne heure les couleurs,

& certainement celles que fournit un métal aussi commun que le plomb, ne furent pas connues les dernieres. Or, puisque ceux qui travaillent de nos jours à la coupelle, les Ouvriers en plomb laminé, les Peintres, les Broyeurs de couleurs, les Metteurs-en-œuvre, &c. sont si fort sujets à la colique métallique, pourquoi les hommes des premiers siecles auroient-ils été plus heureux ? La colique des Peintres a donc dû se montrer dans les tems les plus reculés, & le silence d'*Hippocrate* sur cette maladie, ne sauroit être une preuve de sa non-existence. Ce raisonnement peut s'appliquer à bien d'autres maladies dont on rajeunit assez gratuitement l'époque, parce que les premiers Auteurs Grecs n'en ont fait aucune mention.

Celse, seul Médecin, après *Hippocrate*, qui ait sçû dire beaucoup de choses en

T iiij

peu de mots, avoit reconnu le poison de la cérufe. Il prefcrit de faire vomir au plutôt ceux qui en ont avalé (*a*).

Diofcoride qui, au rapport de *Galien*, nous a laiffé le premier un corps complet de matiere médicale, a décrit la colique de plomb avec beaucoup d'exactitude. Suivant cet Auteur la cérufe prife intérieurement excite le hoquet, fait touffer, deffeche la langue, réfroidit les extrémités, rend hébêté, & paralyfe les membres. Ailleurs *Diofcoride* affure que la litharge caufe dans l'eftomac & dans les inteftins un fentiment de pefanteur avec de très-vives coliques. Il ajoûte encore que quelquefois la litharge déchire les inteftins par fon propre poids, que les urines fe fuppriment, que le corps enfle & prend une couleur plom-

_____

(*a*) Celf. *de re med. lib.* v. *pag.* 351. *colon.* 1. *Allob.* ann. 1625.

bée *(a)*. La colique de plomb ne pouvoit être mieux décrite ; on voit dans l'aridité du gosier, de la langue, de l'œsophage & de l'estomac, annoncée par la toux & par le hocquet, le premier effet de la céruse ; le réfroidissement des extrémités est l'avant-coureur de la paralysie, dont *Dioscoride* fait tout de suite mention ; la plûpart des Ouvriers sont sujets à de pareils refroidissemens (nous l'avons vû dans les conjectures précédentes) ; enfin la colique des Peintres porte à la tête ;

(*a*) *Ultrò sumpta cerussa, palatum, gingivas, linguam ac ipsas dentium commissuras candore quodam inficit : excitat autem singultus, tussim & linguæ ariditatem : extremorumque refrigerationem, cum mentis alienatione ac motûs difficultate.*

Spuma argenti pota, stomacho, ventri & intestinis gravitatem cum magnis torminibus affert : interdum & pondere suo intestina vulnerat, urinamque supprimit : intumescit verò corpus, plumbeamque deformitatem concipit, &c. pag. 410 & 412. sect. de alexipharmacis. Dioscorid. sarac. interpr. Vienn. ann. 1598.

elle rend fouvent comme hébété ,
c'eft encore ce que *Diofcoride* a obfervé. Le fecond tableau paroît plus
frappant ; le fentiment de pefanteur
dans l'eftomac & dans les inteftins,
ce déchirement d'entrailles fi remarquable , qui a fait donner à la colique
des Fondeurs le nom de *hutten katze,
chat des Fonderies*, parce que les malades fentent intérieurement comme
la pate d'un chat qui déchire leurs
boyaux ; une pareille fenfation , la
fuppreffion des urines, l'enflure du
corps & le teint plombé, achevent
de caractérifer cette maladie.

Ce que *Diofcoride* dit de la cérufe, il
le répete également des autres préparations du plomb , qu'il regarde toutes
comme pernicieufes. Le *minium* , dit-
il , s'exhale des métaux fous la forme
d'une pouffiere qui refferre le gofier
de ceux qui le travaillent ; auffi de
fon tems les ouvriers fe garentiffoient-

ils de cette pouffiere dangereufe, par des veffies avec lefquelles ils enveloppoient leur tête, & dont la tranfparence leur permettoit d'appercevoir le métal, & de le manier fans danger (*a*).

Le vif-argent ne paroît pas plus fûr que le plomb à *Diofcoride.* Cet Auteur accufe le mercure de déchirer les boyaux de ceux qui l'ont avalé. Le remede à tous ces poifons eft de

(*a*) Quoique les Anciens ayent fouvent donné le nom de *minium* au *cinnabre*, ils ne connoiffoient pas moins la premiere préparation : d'ailleurs , *Pline* qui a fait ufage de ces deux noms, a donné celui de *cinnabre* à la combinaifon du mercure avec le foufre , & de *minium* à cette pouffiere pernicieufe que *Diofcoriae* diftingue expreffément du cinnabre; en même tems il a rangé le minium dans le nombre des préparations de plomb , & a indiqué les mêmes précautions pour fe préferver de fes mauvais effets. C'eft pourquoi nous avons cru devoir prendre ce mot fous fon acception naturelle ; pour cette même raifon nous avons encore avancé qu'*Hippocrate* avoit connu la vertu ficcative de ce minéral.

faire vomir, de purger & d'exciter les urines. Les lavages abondans & le lait qu'il preſcrit, ne ſont donnés que dans cette intention. *Hiſce præſi-diis vomitus excitetur, remedio eſt lac, ſubindè potum & vomitionibus rejectum.* A la vérité, *Dioſcoride* ſemble rap-procher les accidens cauſés par le plomb, de l'inſtant même où l'on a avalé quelques-unes des préparations de ce minéral ; mais il faut néceſſaire-ment ſuppoſer un tems conſidérable entre le premier inſtant de l'empoi-ſonnement & l'effet d'un poiſon lent tel que le plomb, pour que le malade ait pû ſentir des froideurs dans les membres, en perdre le mouvement, tomber dans la démence, &c.

Galien, qui vécut dans le ſiecle des beaux Arts, paroît cependant n'a-voir pas connu la colique des Pein-tres : verbeux & diffus dans le reſte de ſes Ouvrages, il n'a parlé que très - fuccinctement du plomb & de fes préparations : encore ce qu'il en a dit comme prefque tout ce qu'il a écrit fur la propriété des remedes fimples, eft puifé mot à mot dans *Diofcoride.* C'eft le propre de tous les faifeurs de volumes, de n'être fouvent que des compilateurs.

Dans un autre endroit *Galien* donne l'hiftoire d'une colique dont la caufe confifte dans des humeurs épaiffes, glutineufes & des flatuofités. Les médicamens froids caufent la ftupeur & font contr'indiqués. Ce Médecin fe récrie contre la Médecine adouciffante : fi l'on ne traite pas comme il faut cette maladie, on doit en craindre le retour, & lorfque les récidives fe multiplient, tout le refte du corps eft menacé des triftes fuites de la colique, au point que le malade en meurt, à la fin. Quant à la curation, les vomitifs, les purgatifs, & les autres médicamens qui atténuent cette pituite épaiffie, l'ail furtout & la thériaque, lui paroiffent être les meilleurs remedes (*a*). Ceux qui ont lu ce qu'a écrit M. *Bonté*, Médecin de Coutances, fur une colique végétale qui a régné aux environs de cette Ville (*b*), trouveront peut-être quelque rapport entre la caufe & les effets de la maladie décrite par *Galien*, & la colique dont ce Medecin nous a donné le tableau. Comme d'autres Auteurs, nous fourniront bientôt des exemples plus marqués de cette maladie, la divifion établie par M. *Bonté*, paroît ne devoir pas être entiérement rejettée : cependant le Docteur *Baker* (*c*) vient de publier une dif-

(*a*) Gal. *method. med. tom.* VI. *pag.* 301.
(*b*) Journal de Medecine, ann. 1760.
(*c*) *An Effay* concerning The caufe of the endemial colic of devonshire, &c. by Georges *Baker*, London. 1767.

ſertation dans laquelle il a démontré que la colique du *Devonshire*, que, d'après les cauſes indiquées par le célebre *Huxam*, on avoit cru juſqu'à préſent végétale, dépendoit entiérement de cauſes métalliques (*a*). Il eſt à déſirer que M. *Bonté* veuille bien revenir ſur ſes pas pour voir, ſi par hazard il ne ſe rencontreroit point dans es moulins à cidre de Normandie, la même cauſe qui a rendu juſqu'à préſent cette boiſſon ſi pernicieuſe dans le *Devon* (*a*).

Aretée fait mention d'une colique mélancholico - bilieuſe, qui a quelque rapport avec la végétale : Les malades, dit - il, ne dorment point & dépériſſent : leur bas-ventre eſt ſec, reſſerré : quelquefois pourtant ils rendent des matieres arrondies, ſeches, noires & comme tein-

---

(*a*) Cette cauſe eſt le plomb avec lequel ſont ſoudés & doublés les preſſoirs deſtinés à écraſer les pommes.

tes en jaune : les urines ne coulent presque pas, & les hypochondres sont remplis de flatuosités. *Aretée* ne saigne dans cette maladie qu'à la derniere extrêmité ; encore veut-il qu'on ne tire que très-peu de sang ; les ventoufes, selon lui, rempliffent mieux l'indication. Cet Auteur prescrit enfuite les purgatifs ; mais si la maladie un peu calmée prend de nouvelles forces, alors il n'eft plus tems de différer, le mal exige les plus violens remedes, la faignée ne peut avoir lieu que dans le cas de fuppreffion des mois, ou du flux des hémorroïdes, qu'on n'auroit pû rappeller par d'autres fecours. *Aretée* donne les *hieres*, & fans s'arrêter plus long-tems dans un cas si preffant, il paffe à l'hellebori fme : autrement, la maladie devient incurable, & la contraction des nerfs, la paralyfie, l'épilepfie,

» ne tardent pas à se déclarer (*a*).

» Quelque rapport qu'on trouve en-
» tre cette description & celle de la
» colique de Poitou, on peut'encore
» dire qu'*Aretée* n'a pas prétendu la
» décrire, & ce sentiment est peut-être
» fondé : mais M. *de Haen* ne sçauroit
» la méconnoître à ces traits, lui qui

[*a*] *Multi cibi capaces, nihilominùs ta-*
men extenuati sunt, quoniam somnus in eis
nequè potu, nequè cibo membra confirmat....
proindè & alvus arida est nihil dejiciens ;
nonnunquam verò dejicit sicca rotunda, atro
quodam biliosoque circumfusa. Urina pauca
redditur, acris, biliosa. Multum flatuosi
spiritus in præcordiis est . . . . . Stomacho
potissimum succurrendum est . . . . . Benefacit
aloë, namque ipsa ad inferius intestinum de-
ducit . . . . Sed maturanda negotia sunt ac
celeritas adhibenda ; exiguis enim medicamen-
tis morbus non obsequitur : si magnis autem
non vincitur, sed resistit, tunc firmâ sede melan-
cholia nititur. Quodsi totum corpus occupaverit,
sensus, mentem, sanguinem, bilem, nervos etiam
corripuerit & ipsa insanabilis efficitur, & alio-
rum morborum corpori sobolem inserit, fu-
roris, nervorum distensionis, resolutionisque...
Ad hoc malum propulsandum, Veratro uten-
dum est. Aret. lib. 1. pag. 30. de cauf. & sign.
morb. diuturn. & lib. 11. pag. 125. de curat.
morb. diuturn. V.

prétend que ce que *Boerhaave* a écrit dans ses aphorismes sur la mélancholie, suffit pour faire voir que le Professeur de Leyde a parlé de cette colique.

Paul d'Ægine. Comme les autres Médecins Grecs, cet Auteur reconnoît les mauvaises qualités du plomb, du minium, de la céruse, de la lytharge & du vif-argent. La description qu'il fait des accidens produits par l'usage interne de ces minéraux, est la même que celle de *Dioscoride*, aussi le traitement n'est pas différent (a). Les vomitifs sont les remedes les

(a) *Spuma argenti pota, quam græci lithargyron dicunt, gravitatem stomachi, ventris & intestinorum cum torminibus validis infert: nonnunquam & intestina pondere vulnerat, disrumpitque, urinam impedit. Corpus eorum qui eam biberunt intumescit, & coloris plumbei fiunt, & difformitas circà faciem deprehenditur. Adjuvantur secundum vomitiones; agrestis orminii semine cum vino: myrrhæ denariis octo, absinthii, hyssopi aut apii semine: aut pipere, aut ligustri flore cum vino: palumbium fimo arido cum nardo & vino.*

Plumbi scobs aut lotura pota, similia in-

plus efficaces. *Adjuvantur secundùm vo-*
mitiones ; vomitus continuò cietur ; h
vomitionibus sollicitantur. Lib. 5 , pag
271, c. 60, &c. Tout ceci, com-·
me on voit, regarde la colique métallique, & c'est ce à quoi *Citois* &
la plûpart de ceux qui l'ont suivi n'ont
pas fait attention.

vehit argenti spumæ pericula, eademque re-
quirit præsidia , &c.

Il n'en est pas de même des secours que
Paul indique contre l'orpiment , ce n'est
plus un poids que les malades sentent, c'est
une veritable érosion ; s'il fait vomir, ce
n'est qu'avec précaution, toute l'indication
consiste plutôt à adoucir, & à lubrefier les
premieres voies. *Calx, sandaraca & auri-*
pigmentum pota , ventris & intestinorum cru-
ciatus cum vehementi erosione faciunt. Quare
omnia quæ temperare & solvere ea possint, ad-
hiberi debent , item quæ vomitiones faciles &
alvum lubricam efficiant, qualis est hibisci &
malvæ succus , decoctumque lini seminis aut
tragi, aut oryzæ : lac præprimis copiosum ,
aqua mulsa , jura pinguia boníque succi.
Quelle difference entre ce traitement & le
premier ! Ce parallele suffit pour faire voir
que les vomitifs, dans l'un & dans l'autre
cas, étoient donnés dans des vûes tout-à-
fait opposées. *Paul. Ægin. lib.* v. *p. 271. de*
Venen. cap. 61. & 611.　　　　V ij

Dans un chapitre féparé, *Paul* traite d'une colique affez femblable à celle que nous avons vu décrite par *Galien*, & que fa caufe & quelques fympto-mes paroiffent rapprocher de la végé-tale ; mais à la fin du même chapitre, on trouve l'hiftoire d'une colique épi-démique, que *Citois* & fes Copiftes ont cru la même que celle qui régna dans le Poitou. Cette maladie fe répandit du tems de *Paul* par toute l'Italie comme une pefte. Dans plufieurs fu-jets elle fe termina par la paralyfie des extrêmités ; d'autres devinrent épileptiques & en moururent. Com-me ceux qui étoient reftés paralyti-ques en réchapperent, *Paul* croit que cette réfolution des membres fut la crife de la maladie. Un Médecin Italien s'avifa de faire manger les ma-lades, de leur donner des laitues crues, de la fcariolle, des raifins, des pommes, de l'eau froide, &

tout ce qui étoit froid, non-seulement par sa propriété, mais encore au tact, *non solùm virtute, sed & tactu frigida ;* par cette médecine, qui n'est ni la forte, ni l'adoucissante, il obtint le plus grand succès (*a*).

(*a*) *Puto autem colicum affectum, qui etiamnùm incrudescit, ex mordacibus contrahi humoribus : ut qui ab Italiæ regionibus inceperit, in aliis autem multis Romanorum Reipublicæ locis pestiferæ cujusdam luis contagio simul grassetur. Quamobrem plerisque in morbum comitialem, aliis in artuum resolutionem sensu incolumi, nonnullis in utrâque transiit, at eorum qui in comitialem morbum inciderunt, plerique interiere. Ex illis verò qui in paralysim, non pauci evaserunt tanquam causa quæ ipsum tentaverit, per crisim finita. Sic igitur laborantes, medicus quidam in Italiâ curavit victûs quâdam ratione parùm fidâ, sed multùm audaci, nempè quæ refrigeraret. Lactucas enim non coctas, refrigeratas que ipsis porrigebat, intybumque similiter suprà satietatem comedendum. Item uvas, poma, pisces durâ carne præditos, omniaque crustacea quæ vocant græcè* ὀστρακόδερμα, *pedes bubulos, bulbos & similia, non solum virtute, sed & tactu frigida. Vinum rarò præbebat, idque frigidâ temperatum, ipsumque frigidam vel etiam poscam frigidam ex-*

Si l'on ne doit point regarder cette colique comme végetale, du moins faut-il la distinguer de celle des Peintres, & par le traitement, & par la maniere dont elle s'est répandue ; à moins que frappés par l'exemple de celle de *Devonshire*, on ne soupçonne également la colique dont nous parlons d'avoir été produite par des boissons mangonisées. L'épidémie qui regna dans le Poitou, & sur laquelle *Citois* broda sa fameuse diatribe, a été également attribuée par quelques Auteurs, à des vins frelatés. On a fait valoir les mêmes raisons pour les exemples étrangers que cet Auteur cite dans son ouvrage, & cela n'est

hibebat, ab omni alio calido & mediocri cibo abstinens. Atque plurimos sic præter omnium opinionem persanavit ; imò nonnullos qui jam in morbum comitialem vel resolutionem prolapsi erant, propè modum sanitati restituit. Paul. *op. de re med. l.* 111. *de morb. intest.* plen. 149. Voyez encore page 101. *lib.* 111, *de resolut. où colic. dolor.*

pas hors de vraifemblance. Nous ne prononcerons point fur cette quef-tion que le tems & l'experience peuvent feuls décider. Cependant nous ne voyons pas qu'il foit impof-fible de rencontrer des épidémies dont la caufe produife fur les intef-tins un effet femblable à celui du plomb.

Aëce qui paroît avoir écrit après *Paul d'Ægine*, ne dit rien de particulier fur les mauvaifes qualités du plomb; comme les autres, il range la cérufe & la li-tharge dans la claffe des poifons ; les fymptomes qu'il décrit, ont le plus grand rapport avec la colique des Peintres, & le traitement qu'il indi-que eft en tout femblable aux précé-dens (*a*).

[*a*] *Cerufa . . . . infert fingultus & tuffes, linguæque ac faucium ariditatem : frigefcunt corporis extrema cum delirio, ac mentis percul-fione, & difficili motu five torpore.... Argenti fpuma pota, gravitatem ftomachi inducit, al-

Rhasès, cet Auteur a connu les mauvais effets du plomb ; ce qu'il en dit paroît regarder la colique des Peintres. Les symptomes de la litharge, prise intérieurement, sont selon lui, la suppression des urines, la constipation, l'épaississement de la langue & des douleurs dans le corps. *Rhasès* veut qu'on excite le vomissement ; si le malade ne vomit que très-peu, il exige qu'on le fasse vomir de nouveau, & dans le cas où les symptomes deviendroient plus violens, il conseille de le purger avec les drastiques. *Etsi leviter vomitus fuerit provocatus, iterùm fiat.... Quod si vomitus parvus fuerit & symptomata fuerint fortiora, scammonea in potu est tribuenda.* Oper. parv.

vique ac intestinorum, cum torminibus volvulosis intensis, quæ extra umbilicum maxime innituntur. Lotium supprimitur, corpus intumescit, livescit ac plumbi colorem induit, & articuli incenduntur, ac ardent. Ad finem verò & suffocatio sequitur. Aëtii, *tetrabibl. lib.* IIII. *serm.* IV. *pag.* 789.

albulb.

albulb. fil. Zachar. &c. trac. l. 8, p. 139.
La langue de ceux qui ont bu de la
cérufe blanchit, ils touffent, ils ont
le hoquet, & leurs membres fe para-
lyfent. Le malade doit boire jufqu'à
ce qu'il vomiffe & que fes urines aient
coulé. *Quod tamdiù fiat donec urinâ
provocetur.* Ce qui prouve que la fuppreffion des urines eft encore, felon
cet Auteur, un accident caufé par la
cérufe. *Rhafes* penfe différemment de
l'orpiment, du fublimé corrofif, &
des alkalis fixes. Les accidens & les
remedes pour les combattre ne font
pas les mêmes. *Ibid. p.* 111.

Haly-Abbas, cet Auteur expofant
les fymptomes des différentes coliques, en décrit une fur-tout fans fievre,
dont il attribue la caufe à une humeur plâtreufe & flatulente qui fé-
journe dans les tuniques de l'inteftin
colon, & dont les fymptomes font
une douleur vive, comme fi on per-

çoit les inteſtins avec un trépan : le malade a des rapports aigres & des vomiſſemens pituiteux, ſon ventre eſt fortement reſſerré, il ne peut même rendre aucun vent par bas, &c. Dans le même Chapitre *Haly-Abbas* dit avoir vu la colique ſe changer en douleur d'épaule (a). Dans un autre endroit, après avoir donné la théorie de la paralyſie, & décrit ſes différentes eſpeces, il ajoûte que trop ſouvent la paralyſie & la retraction des membres ſuivent la colique, lorſque la maladie ſe termine par une

(a) *Fit autem [colica] ex humore groſſo flatico qui in tunicas includitur inteſtini colon vocati, &c. . . . & Flegmaticum ſignificat humorem : quod cum dolore ſentit gravi patiens, ipſum quaſi terebello perforari inteſtinum : acido que ructatu ſubverſione & vomitu cum quo flegma emittitur : validâ ventris conſtipatione in quâ nihil omnino ab inferioribus poteſt emitti ventoſitas. . . . . vidi cujus colica ad ſcapularum tranſiit evulſionem. Hal. Abb. theor. pag. 115. cap. 27. de colicâ, &c.*

crife , & que la nature pouffe les matieres hétérogenes du centre du corps vers les extrémités : j'ai vu, continue-t'il , plufieurs malades attaqués d'une violente colique, dans lefquels les deux genoux fe retiroient , d'autres, chez qui la hanche droite feulement & le genouil du même côté éprouvoient cette rétraction ; j'en ai vu encore qui avoient perdu en entier le mouvement de leurs épaules , & qui cependant confervoient le fentiment de ces parties. *Haly-Abbas* confirme fon obfervation par celle de *Paul d'Egine* (a).

[*a*) *Accidit autem fæpiùs in colicâ paffione & enervatio & quorumdam membrorum evulfio : cum morbus cretico finitur modo : cum natura fuperfluitates à prófundo propulfat corporis ad extremitates : vidi non nullos colicam patientes gravem & difficilis nocumenti, quorum utrùm que evulfum eft genu : quorumdam autem & genu unum & ancha : vidi & cujus fcapulæ motus omninò ceffavit , fed fenfus erat bonus. Sic & fuo* Paulus *refert , libro , quod*

Dans le traitement des différentes coliques, le même Auteur qui en avoit diftingué de trois fortes, l'une pituiteufe, l'autre venteufe, & la troifieme inflammatoire, fuit la même divifion ; il prefcrit les antiphlogiftiques contre cette derniere, & ordonne les carminatifs contre la feconde : mais la premiere qui a le plus grand rapport avec l'épidémique dont il eft fait mention dans *Paul d'Egine*, & avec celle qu'on a appellé de nos jours *végetale*, eft traitée par les hieres, le turbit, la coloquinte, la fcammonée, &c. les lavemens forts font également prefcrits, & en général le traitement n'eft rien moins qu'antiphlogiftique.

Outre ces détails fur cette efpece de colique *Haly-Abbas* reconnoît en-

---

fuo multis acciderit colicus dolor tempore & quod falvabantur eorum extremorum enervatione, fenfufque tum eorum non ceffaret. Theor. *lib. 9, cap.* VIII. *pag. 105.*

core ailleurs les mauvais effets de la cérufe. Cette préparation, felon lui, fait touffer, donne le hoquet, & paralyfe les membres de ceux qui en font ufage. Le même Auteur affure qu'on guérit ces accidens en faifant vomir le malade, en le purgeant fortement, & en le mettant à l'ufage d'une boiffon diurétique chaude (*a*).

Haly-Abbas, comme on le voit, n'eft point le copifte de *Paul d'Egine*, il parle de la même efpece de colique d'après fa propre expérience, & cependant *Citois* & prefque tous ceux qui ont écrit après lui, n'ont pas dit le mot de cet Auteur. Comme le Médecin Arabe a vécu à la fin du Xe

(*a*) *Plumbi cerufam qui biberit, fingultu moleftatur & tuffi, membra ejus enervantur: albefcit. hujus cura vomitus, cum melle, aquâ & aceto ac fale calefactis : dabifque exagium titimali & quatuor granorum nili & da aquam in quâ femen apii coxeris & feniculum, anifum & abfynthium græcum, quo urina provocatur. pag. 208. lib. IV. cap. 35.*

fiecle, que *Paul* même felon le calcul de *Freind*, n'a écrit que dans le VIIe la diftance qu'il y a de l'un à l'autre, ne permet pas de croire que la colique dont *Haly-Abbas* fait mention, fût une fuite de celle qui régna du tems de *Paul*; peut-être pourroit-on inférer de-là, que celle qu'a décrit ce dernier, n'étoit pas épidémique, & qu'elle devoit fa naiffance à des caufes analogues à la colique du *Devon*.

Avicenne qui mérite mieux qu'*Haly-Abbas* le reproche d'être le *finge de Galien*, cet écrivain diffus, que quelques-uns jugeant du mérite des Auteurs par l'épaiffeur des volumes, ont regardé comme le Prince des Arabes, quoiqu'au fond il ne foit gueres que le copifte de fes Prédéceffeurs : *Avicenne* parle auffi de la colique des Peintres, & d'une maladie épidémique femblable à cette premiere, il commence par décrire une efpece de colique feche,

qui vient de la privation du mucus inteſtinal & de l'endurciſſement des matieres, qui en eſt la ſuite, *& ſicca opera-*
tur colica propter privationem ejus quod
lubricat fæces , & inventionem ejus quod
exſiccat eam & exſuccat ipſam. Vient enſuite l'hiſtoire de la colique obſervée
par *Paul d'Ægine* : *Avicenne* la préſente
à ſa maniere , & rapporte auſſi ce
qu'en a dit le Médecin Grec. A l'é-
gard de la curation , l'Auteur arabe a
tant donné de moyens différens, qu'on
ne ſçait trop à quoi s'en tenir; il paroît
cependant qu'après bien des balance-
mens , il ſe détermine pour les violens purgatifs dont il veut qu'on mul-
tiplie l'uſage en raiſon de l'opiniâ-
treté du mal (*a*). Evacuez le bas-
ventre dans la colique , dit-il ailleurs,
car ce n'eſt qu'en évacuant le malade
qu'on le guérit , *educ fæces in colica ,*

____

(*a*) Avicenne , *cap.* VI. *lib.* III. *ſen.* XVI.
traƈt. III.

X iiij

nam in earum eductione curabitur patiens.
Avicenne, fuivant les traces des Ecrivains fes prédéceffeurs , regarde la
paralyfie des extrémités comme critique (*a*).

Quant à la colique du plomb , *Avi-*
cenne après *Diofcoride* , eft celui de
tous les Auteurs qui en ait donné le
tableau le plus étendu, vraifemblable-
ment , parce qu'il a réuni prefque tout
ce qu'on avoit dit avant lui des mauvais effets de ce métal. L'émaciation
de tout le corps , l'épaiffiffement de la
langue , la fuppreffion des urines , la
conftipation , quelquefois le dévoiement , un fentiment de pefanteur
dans l'eftomac & dans les inteftins ,
la chute de l'anus, fon excoriation ,

[*a*] *Ad paralyfim præterea fit mutatio ex co-*
licâ, fecundam femitam crifis, lib. fen. 11. p. 214.
Colica quidem multoties permutatur ad paraly-
fim & creticat per eam & illud quidem expellit
materia fubtilis ad extremitates , & imbibunt
eam lacerti. Tract. 111. fen. 16. 1344.

le gonflement de cette partie, l'ex-
crétion de crottins durs, la couleur
plombée du malade, la courte halei-
ne qui va même jufqu'à la fuffocation,
quelquefois la paffion iliaque, l'épilepfie, la paralyfie; en faut-il davantage
pour reconnoître la colique des Peintres, & ne feroit-on pas furpris de
voir tous ceux qui ont cité *Avicenne*
fur ce fujet, ne faire aucune mention de cette defcription, s'il n'arrivoit fouvent, qu'on cite les Auteurs
fans les avoir lus, & que plus fouvent encore on les juge fans les connoître (*a*).

(*a*) *Accidit ei qui bibit lithargyrium ut
aperiatur corpus ejus & gravetur lingua ipfius &
retineatur urina & ftercus & fortaffe non reti-
netur ftercus, immò fuperfluit fluxus ventris
ejus* [la chofe arrive effectivement quelquefois.] *Et fentit gravitatem in ftomacho fuo
& fuis inteftinis : ita ut quandoque egredia-
tur anus & perveniat ad rafuram & fit in fu-
premo ejus inflatio & exit in ventre ejus quafi
glandula lapidea & fit color ejus plumbinus
& conftringitur auhelitus ipfius & fortaffe*

Contre de si fâcheux accidens ; dont *Avicenne* accuse le plomb, la céruse, la lytharge, les amalgames de Mercure, ainsi que les émanations de ce métal imparfait, cet Auteur conseille les émétiques, auxquels il fait succéder les purgatifs & les

præfocatur & quandoque accidunt cum eo accidentia ileos & fit color corporis sicut color plumbi & fit spuma in ore ejus & constringitur anhelitus . . . . cura ejus opportet ut succurratur & incipiatur cum curatione communi ex vomitu.

Accidit ei qui bibit cerusam ut albificetur lingua ejus, & mollificentur membra ipsius & vehementes fiant tusses & singultus ejus & permisceatur ejus at & infrigidetur corpus ejus, infrigidetur ejus cerebrum, & exsiccetur & superveniat ei syncopis, & quandoque sentit in gutture suo ponticitatem & invenit in uvâ & linguâ asperitatem & siccitatem & in ventre suo puncturam & in stomacho mordicationem & in ore stomachi dolorem, & in hypocondriis tensionem & anhelitu stricturam & fortasse pervenit ad præfocationem, & albificatur color corporis ejus, & quandoque mingit nigrum sanguineum. Cura ejus est similis curæ lythargirii. Avicenn. pag. 492. lib. IIII. sen. VI. tract. 1.

diurétiques chauds. La liberté du ventre & des urines font les fignes qui lui
paroiffent annoncer la guérifon du malade.

La qualité ficcative & malfaifante du
plomb, pris intérieurement, fut donc
connue dans les tems les plus reculés,
& les anciens ont également eu foin
de diftinguer les triftes effets de ce
minéral, d'avec les fymptomes analogues d'une autre colique que nous
avons d'abord cru pouvoir confondre avec celle que M. *Bonté* appelle
végétale, mais fur laquelle les recherches du Docteur *Baker* nous font fuf-
pendre notre jugement. Il paroît encore que la faignée ne fut jamais employée ni contre la colique de plomb,
ni contre l'autre efpece de colique.
Arétée eft le feul qui confeille ce fecours ; cependant les circonftances où
il le croit néceffaire font fi bornées,
qu'on peut encore ranger ici ce Medecin

dans la claſſe des antiphlébotomiſtes. Tous les Auteurs cités ſe réuniſſent au contraire à preſcrire les vomitifs contre les mauvais effets du plomb, & la plûpart veulent qu'on évacue fortement par bas dans l'autre colique.

Tel eſt le ſentiment des principaux écrivains, qui, depuis *Hippocrate* juſqu'à *Avicenne* ont traité de ces deux maladies. Il ne faut pourtant pas croire que les Médecins aient gardé le ſilence depuis le XIe ſiecle juſqu'à *Dulaurens ;* après *Avicenne,* Nicolas *Nicole, Savonarola, Benoît, Arculan,* & pluſieurs autres dont il ſeroit trop long de rapporter le nom, nous en ont laiſſé des détails plus ou moins circonſtanciés ; *Arculan* ſurtout nous a tranſmis une obſervation remarquable, c'eſt que l'on mouroit promptement de la paralyſie qui ſurvenoit preſqu'auſſi - tôt qu'on baignoit les malades, ou qu'on les traitoit d'une maniere trop douce. *Citois* qui s'eſt déclaré pour le traitement antiphlogiſtique convient que le peuple redoutoit les ſaignées dans la colique du Poitou, parce qu'elles étoient ſuivies de la paralyſie ; ce préjugé, nous l'avons dit, ſe ſoutient encore aujourd'hui à Paris, & ce n'eſt pas ſans fondement. Le Peintre d'Angers dont *Fernel* a décrit la maladie, quoique traité par les adouciſſans, n'en mourut pas moins ; à voir les douleurs cruelles qui le conduiſirent au tombeau, on auroit dû trouver ſon bas-ventre gangrené, cependant point de gangrene, l'ouverture du cadavre en fit foi : & comment cela auroit-il pû arriver, puiſque ce n'étoit pas une véritable inflammation comme on le crut, & comme on n'auroit pas dû le croire ; en effet, le malade ſupportoit le poids de pluſieurs hommes ſur ſon ventre,

d'ailleurs, si douloureux, & même
ses douleurs se calmoient pendant
cette compression. Aussi *Paulmier*, dis-
ciple de *Fernel*, instruit par l'exemple
de son Maître, faisoit-il vomir dans
de semblables coliques.

Ces témoignages nous paroissent
suffisamment prouver que la véritable
colique des Peintres doit être traitée
par les émétiques & par les violens
purgatifs ; qu'en général les saignées
lui font nuisibles ; qu'il n'est pas encore démontré comme l'ont cru quelques Auteurs que la colique végétale & la minérale ne fissent qu'une
même maladie ; que si la Médecine an-
tiphlogistique peut quelquefois convenir dans cette derniere, les vomitifs n'ont pas moins d'heureux succès
dans une infinité de cas, qu'enfin en
confondant toutes ces coliques, &
se décidant pour un seul & même
traitement, le plus prudent seroit de
rejetter la méthode anti-phlogistique.

F I N.

E X T R A I T d'un Livre intitulé
Hiſtoire de l'Électricité, *par*
J. P R I E S T L Y , *de la Société*
Royale de Londres.

DEPUIS quelques années l'Électricité eſt devenue une branche aſſez
conſidérable de la matiere médicale.
Le 1ᵉʳ cas qui l'a fait connoître, a
été une cure de la paralyſie qu'elle a
operée ſous les yeux de M. *Jallabert*,
Profeſſeur de philoſophie & de ma-
thématique à Genéve. Le malade
étoit un ſerrurier, qui depuis quinze
ans étoit attaqué d'une paralyſie ſur
le bras droit, & qui avoit été occa-
ſionnée par un coup de marteau. On
l'amena à M. *Jallabert* le 26 Décem-
bre 1747 : & le 28 Février de l'année
ſuivante, il étoit tout-à-fait guéri.
Pendant cet intervalle, il fut ſouvent
électriſé, on tira des étincelles de ſon

bras, & quelquefois on lui fit sentir la commotion.

Le détail de cette cure faite à Genéve, engagea M. *de Sauvages* de l'Académie de Montpellier à tenter par ce moyen la cure de quelques paralytiques, en quoi il eut quelques succès. Chez un malade l'électricité occasionna une espece de salivation ; chez un autre des sueurs profuses. Quoi qu'il en soit, plusieurs paralytiques furent néanmoins électrisés sans aucun succès. Il est vrai que le concours des malades de toute espece que le détail de ces cures lui amena étoit si grand, qu'il y en eut peu de bien électrisés, le reste le fut fort imparfaitement. Pendant deux ou trois mois on électrisa journellement vingt differens malades. Il n'est point du tout surprenant de voir que la populace des environs considera ces cures comme un ouvrage de sortilege , & que ceux qui operoient,

roient, eurent befoin d'avoir recours aux Prêtres pour la détromper. Dans le cours de ces expériences, il a été reconnu par des obfervations très-exactes faites par le moyen d'une pendule, que l'Électricité augmentoit la circulation du fang d'environ un fixiéme.

Un des premiers qui fit paffer l'Électricité dans la matiere médicale, fut le Docteur *Bohadtch* de Bohême, qui dans un traité fur l'Électricité medicale, communiqué à la Société Royale, penfe d'après le réfultat de beaucoup d'experiences, que de toutes les maladies, l'hemiplégie eft celle qui paroît la plus propre à être guérie par l'Electricité. Il n'eft pas nont plus éloigné de croire qu'on pourro-en tirer parti dans les fievres intermitentes.

La paralyfie étant la premiere maladie qui ait été guerie par l'Electricité, il y eut un nombre confidérable d'obfervations qu'on publia, par lefquelles il étoit conftant que des paralytiques avoient retiré du foulagement de ce traitement. En 1757, **M.** *Patrick Brydone* guérit completement une hemiplégie, & même une affection paralytique prefque univerfelle en trois jours. Le malade étoit une femme âgée de trente-trois ans, & il y avoit deux ans qu'elle étoit attaquée de cette maladie. M. *John Godfrey Teske* guerit dans le même-tems un jeune homme âgé de vingt ans qui portoit depuis une quinzaine d'années un bras paralytique.

Les experiences de l'Abbé *Nollet* fur les paralytiques, n'ont point eu de bons effets permanens. Ce Phyficien obferve néanmoins que pendant quinze ou feize ans qu'il a électrifé toutes fortes de perfonnes, il n'a eu aucune connoiffance d'aucun accident qui pût être attribué à l'Electricité.

Le Docteur *Hart*, dans une lettre au Docteur *Watson*, datée de Salop, le 20 Mars 1756, fait mention d'une cure faite par l'Electricité sur une femme de vingt-trois ans, qui depuis quelque tems ne pouvoit se servir de son bras ni de son poignet, à cause d'une violente contraction des muscles. Elle ne sentit pas la premiere commotion qu'on lui donna ; mais à mesure qu'on les répétoit, le sentiment revenoit, jusqu'à ce qu'enfin elle fût parfaitement guérie. Elle eut quelque tems après une rechute occasionnée par un rhume, & elle fut guerie une seconde fois par le même moyen.

Mais l'observation peut-être la plus remarquable qu'ait fourni l'usage de l'Electricité en fait de cure de maladies pareilles, est celle du Docteur *Watson*, qui est rapportée dans les

Y ij

tranfactions philofophiques. La maladie qui en fut le fujet étoit un tetanos univerfel. Le malade étoit une fille âgée d'environ fept ans, qui d'abord avoit été attaquée d'une maladie vermineufe, qui fe termina à la fin par une rigidité dans tous les mufcles du corps. Elle reffembloit plutôt à un cadavre qu'à une perfonne vivante. Il y avoit un mois qu'elle étoit dans ce trifte état. Enfin vers le milieu de Novembre 1762, le Docteur *Watfon* voyant que tous les remedes ufités en pareil cas n'operoient rien, prit la réfolution de l'électrifer, ce qu'il continua de faire par intervalles jufqu'à la fin du mois de Janvier fuivant. Pour lors tous les mufcles de fon corps étoient flexibles, & pouvoient exécuter les mouvemens de fa volonté; de maniere qu'elle pouvoit nonfeulement fe tenir debout, mais fe promener & courir comme les autres enfans de fon âge.

Il est constant par quelques observations, & en particulier par la suivante, écrite au Docteur *Watson* par
le Docteur *Hart* de Shrewsbury, que
l'Electricité peut être nuisible, même
dans quelque cas où l'analogie pourroit nous induire à nous promettre un
heureux succès de son usage. Cette
lettre a été lûe à la Société Royale le
14 Novembre 1754.

Une jeune fille, âgée d'environ
seize ans, attaquée d'une paralysie sur
le bras droit qui, en comparaison de
l'autre, étoit fort extenué, ayant été
électrisée deux fois, devint tout-à-
fait paralytique, & demeura telle pendant une quinzaine de jours. Cette
nouvelle paralysie ayant été traitée
par les remedes ordinaires, vint à cesser: mais le bras affecté resta dans le
même état. Malgré cet accident, le
Docteur *Hart* eut envie de l'électriser
de nouveau. La jeune fille y consen-

tit. Mais après avoir été électrisée pendant trois ou quatre jours, elle devint une seconde fois tout-à-fait paralytique, & même perdit l'usage de la langue & de la voix : de maniere que c'étoit avec beaucoup de peine qu'elle pouvoit avaler. On lui administra de nouveau les remedes convenables, qu'elle continua pendant quatre mois, au bout duquel tems elle fut guerie de la maladie secondaire, mais renvoyée de l'Hôpital, comme ne pouvant être guerie de la premiere. Le Docteur auroit bien voulu l'électriser encore une troisiéme fois, mais la jeune fille qui avoit plus souffert des experiences de son Medecin, ne voulut pas s'y soumettre de nouveau.

Par les détails que le Docteur *Franklin* donne des effets de l'Electricité en rapportant la maniere dont il l'a mise en usage, il ne paroît pas porté pour ce remede en pareil cas. Il rapporte dans une lettre écrite au Docteur *Pringle*, & lûe à la Société Royale le 12 Janvier 1758, que quelques années auparavant, lorfque les papiers publics faifoient mention des grandes cures faites en Italie & en Allemagne par le moyen de l'Electricité, il lui étoit venu de differentes parties de la Penfylvanie & autres contrées adjacentes, un grand nombre de paralytiques pour être électrifés, & qu'il leur fit fubir cette opération à leur requète. D'abord, il plaçoit le malade dans une chaife, ou fur un fiége électrique, enfuite il tiroit de differentes parties du membre affecté, un grand nombre de fortes étincelles ; après cela il chargeoit deux grands vafes de verre, contenant chacun dix gallons d'eau, & faifoit paffer par le membre paralytique, la commotion qui réfultoit de l'union de ces vaisseaux électrisés, ce qu'il répétoit communément trois fois par jour.

La premiere chose qu'il a observée, fut une chaleur, qui immédiatement après la percussion, se répandoit dans le membre paralysé, & qui étoit beaucoup plus considérable que dans le reste du corps. Les malades avoient coutume de dire le lendemain matin, qu'ils avoient senti pendant la nuit des picottemens le long du membre affecté : quelquefois même, ils montroient des petites taches rouges, qu'ils supposoient avoir été produites par les picottemens. Les parties affectées parurent aussi être susceptibles de quelques mouvemens volontaires, comme aussi d'acquerir quelque force ; par exemple, un homme qui ne pouvoit, le premier jour, porter la main affectée sur son genou, fut capable, le jour suivant, de l'élever de quatre ou cinq pouces; le troifiéme jour il l'élevoit un peu plus haut; enfin, le cinquiéme, il fut en état quoique foiblement, d'ôter fon chapeau. Le Docteur ajoûte que ces effets vifibles donnerent à fes malades de grandes efperances; mais il dit en même-tems, qu'il ne fe fouvient pas d'avoir vu aucune amélioration paffé le cinquiéme jour; les malades s'en étant apperçus, & d'ailleurs, trouvant les commotions très-fortes, commencerent à fe dégouter, s'en allerent chez eux, & peu de tems après eurent une rechute, de maniere qu'il ne s'eft jamais apperçu d'un avantage permanent dans les paralyfies, qu'on put adfcrire.

Peut-être, continue le même Docteur, pourroit-on dans ces cas, tirer un avantage conftant de l'Electricité, fi on l'accompagnoit des remedes propres, & d'un régime convenable, fous

la direction d'un habile Medecin. Il
est aussi à croire, que plusieurs commotions légeres auroient produit plus
d'effets que les fortes que donnoit cet
habile Physicien du moins c'est son
avis. Depuis ce tems on a reçu d'E-
coffe une observation par laquelle il
est dit qu'un malade fut parfaitement
guéri par l'électricité, après avoir reçu pendant quelque tems, environ
deux cent commotions par jour.

Il est évident par certains faits,
qu'il y a une connexion intime entre
l'état de l'électricité qui existe en l'air,
& le corps humain. Cette connexion
paroît prouvée particulierement par
une observation communiquée au
Docteur *Hales*, par M. l'Abbé *Mazeas*. Il électrisoit une personne qui
étoit sujette à des accès épileptiques,
& il se servoit pour cela, d'un apareil
qu'il avoit construit pour faire quelques observations sur l'électricité na-

turelle, qui regne dans l'athmosphere.
D'abord cette personne sentit assez
bien les étincelles; mais au bout de
deux ou trois minutes, ce Physicien
s'apperçut que le malade changeoit
de contenance, il le pria de se retirer,
de peur qu'il ne lui arrivât quelque
accident. Cette personne ne fut pas
plûtôt retournée chez elle, qu'elle perdit l'usage de ses sens, & eut un accès
d'épilepsie des plus violens. On reme-
dia à ses convulsions avec l'esprit de
corne de cerf; mais sa raison ne revint qu'au bout d'une heure & demie:
elle alloit & venoit sur les escaliers,
comme un homme qui auroit marché
en dormant, sans parler à qui que ce
fût, sans connoître personne, sans
prendre de tabac, sans offrir des sié-
ges à ceux qui venoient la voir. Lorsqu'on lui parloit, elle prononçoit des
mots inarticulés, & qui n'avoient aucune suite.

Z ij

Lorsque ce pauvre homme eut recouvré l'usage de sa raison, il retomba dans un nouvel accès, & ses amis dirent à l'Abbé, qu'il étoit plus tourmenté de cette maladie lorsqu'il tonnoit, que dans tout autre tems. S'il arrivoit même dans ce tems, qu'il n'eût point d'accès ; ce qui étoit rare, alors même, ses yeux, sa contenance & la confusion qui regnoit dans ses discours démontroient suffisamment la foiblesse de sa raison.

Le lendemain M. l'Abbé *Mazeas* apprit du malade lui-même, que ce n'étoit point du tout la crainte du tonnere qui avoit été la cause de la maladie ; mais que néanmoins il y avoit entre sa maladie & ce phénomene une fatale connexion. Il lui ajoûta que lorsque l'accès le saisissoit, il sentoit une vapeur qui s'élevoit dans sa poitrine avec tant de rapidité, qu'il perdoit l'usage de ses sens, avant de pouvoir appeller quelqu'un à son secours.

M. *Wilson* a gueri une femme d'une surdité qu'elle gardoit depuis dix-sept ans. Il a observé que lorsqu'elle commença à être électrisée, elle étoit attaquée d'un rhume fort considerable : mais que l'inflammation cessa dès le premier jour, & le rhume fut absolument gueri après avoir été électrisée le second jour. Du reste, il rapporte qu'il a essayé la même expérience sur six autres personnes sourdes, sans aucun succès.

L'Electricité médicale a beaucoup d'obligations aux travaux & aux observations que M. *Lovet*, Clerc laïc à l'Eglise Cathedrale de Worcester : & selon lui, l'Electricité est presqu'un spécifique contre les douleurs violentes, telles inveterées, & en quelques parties du corps qu'elles soient, comme dans les maux de tête obstinés, la sciatiques, la crampe & les maladies approchantes de la goutte. Il n'a pas eu occasion de tenter des experiences sur de vraies gouttes, mais seulement sur des malades qui en étoient attaqués très-legerement & qui en ont reçu un soulagement immédiat.

Les maux de dents, à ce qu'il rapporte, sont ordinairement gueris en un instant, & à peine sa mémoire lui fournit-elle quelqu'un qui se soit encore plaint de ce cruel mal une minute après l'operation.

L'Electricité, selon M. Lovet, a rarement manqué la cure des rigidités ou des atrophies des membres, des maladies hysteriques, principalement si elles étoient accompagnées de froid aux pieds. Selon lui, elle guerit les inflammations. Elle a arrêté les progrès d'une gangrene, a produit la guerison d'une fistule lacrymale & la résolution du sang extravasé. Son usage a

amené la fuppuration des tumeurs de
differentes efpeces , quoiqu'elles fuffent rébelles aux remedes & même
fcrophuleufes. Elle a gueri fous fes
yeux une épilepfie , & des accès de
différes genres, quoique les malades
y fuffent fujets depuis plufieurs années.
Elle a auffi operé la guerifon d'une
hémiplégie : enfin il rapporte une obfervation bien & dùement atteftée par
M. *Floyer*, Chirurgien à Dorchefter,
concernant la cure complette d'une
maladie, qui fembloit être une goutte
féréne. Le même M. *Floyer*, à ce qu'il
affure, a gueri avec l'Electricité, deux
jeunes femmes attaquées d'obftructions, pour lefquelles une des deux
avoit pris une infinité de remedes depuis un an, fans aucun fuccès.

Dans le rhumatifme, M. *Lovet* con-
feffe avec candeur, qu'il a operé fans
fuccès, ce qui arrive cependant, très-
rarement, felon lui, lorfque les ma-

lades font jeunes, & s'y prennent à tems.

M. *Lovet* imagine que l'Electricité opere les cures en levant les obftructions fecrettes, qui probablement font les caufes de ces maladies. Dans tout le cours de fa pratique, il ne s'eft jamais apperçu que l'Electricité ait produit quelque fymptome fâcheux, & il penfe que fi quelquefois dans les mains des autres, elle a caufé quelqu'accident, c'eft qu'elle avoit été adminiftrée fans jugement & fans précaution. En général il croit que les commotions ont été trop fortes. Telle il penfe qu'a été la commotion que le Docteur *Hart* a fait reffentir à fa malade, fuivant l'obfervation dont on a fait mention plus haut, qui eft devenue par-là plus paralytique qu'elle ne l'étoit avant ; en conféquence, il propofe de commencer en général par une fimple *électrifation*, fur-tout dans les maladies hyſteriques ; enſuite de tirer des étincelles de la perſonne électriſée, de paſſer après à des commotions moderées ; mais jamais ſortes ou douloureuſes.

Le Révérend M. *J. Weſley* a ſuivi M. *Lovet* dans le même cours de l'Electricité médicale ; il marche ſur ſes pas, & recommande ce remede à tous ſes diſciples & à tout le monde. Il eſt heureux, lorſqu'on employe l'aſcendant que l'on a ſur l'eſprit des hommes, à leur propoſer des choſes qui tendent à augmenter les connoiſſances, & qui tournent au profit & à l'intérêt de l'humanité. Le détail des cures operées par le moyen de l'Electricité, donné par M. *Weſley*, ſe rapporte très-bien à celui de M. *Lovet*, qu'il cite ſouvent. Il ajoûte qu'il ne lui eſt pas encore arrivé une fois, d'avoir manqué de guerir une fievre quotidienne ou tierce, en faiſant paſſer &

dirigeant les commotions d'un bout du corps du malade à l'autre. Il fait mention de pertes de la vûe, que l'Electricité a gueries, & dit qu'il a été témoin du recouvrement de l'ouïe dans un homme qui étoit né sourd. Il parle de cures de contusions, d'ulceres, d'hydropisies, de gravier dans les reins, de paralysie sur la langue, enfin de vraie consomption. Cependant M. *Boisset* dit, que dans les affections consomptives, elle ne convient point.

M. *Wesley* dit avec ingénuité, qu'il n'a vû aucune hémiplégie guérie par ce remede ; & quoique beaucoup de paralytiques ayent été soulagés par l'Electricité, il ne pense pas qu'aucune paralysie enracinée depuis un an, puisse être guérie completement par ce moyen : il affirme néanmoins qu'il n'a jamais connu aucune personne, homme, femme, enfant, sain ou malade, qui quelques jours après la commotion, ait reſſenti quelque douleur extraordinaire ; douleur dont M. *Wil-ſon* dit que quelques perſonnes ſe plai-gnoient. M. *Weſley* a ſeulement vû des douleurs rhumatiſmales, qui par la ſuite ont été totalement guéries ; mais qui avoient augmenté à la premiere & à la ſeconde application de ce re-mede.

M. *Weſley*, dans l'adminiſtration , ſuit les mêmes principes que M. *Lovet.* Dans les cas hyſtériques, il veut que le malade ſoit ſimplement électriſé une demi-heure le matin, & autant l'après-midi ; pour cet effet il les fait aſſeoir ſur une chaiſe, placée ſur des gâteaux de réſine : quelque tems après, il leur tire du corps de légeres étincelles , enſuite il leur fait reſſentir la com-motion plus ou moins violemment, ſelon que leur maladie paroît le de-mander ; de cette maniere il aſſure qu'il a rarement manqué de réuſſir.

Le détail que font Mrs *Wesley* &
Lovet, de l'usage de l'Electricité en
médecine, est certainement sujet à
une objection, qui aura toujours lieu
vis-à-vis les observations de personnes qui n'étant point de l'art, ne peuvent être supposée capables de distinguer avec soin la nature des maladies,
ou les suites d'une cure qui paroît
établie. Mais d'un autre côté, cette
circonstance de l'ignorance où ils
sont de la nature des maladies, &
par conséquent de la meilleure méthode d'y appliquer l'Electricité pour
les guérir, fournit au moins le plus
fort argument en faveur de l'innocen-
ce de ce remede. S'il a produit de
si bons effets, & n'a été suivi d'aucun accident entre des mains si peu
au fait ; on voit bien que manié par
des gens habiles, il produira des avantages beaucoup plus grands & bien
moins de mal.

Au reste, quelque force qu'ait l'objection qu'on vient de faire contre les Ecrivains mentionnés ci-dessus, on ne peut certainement la pousser contre Ant. de *Haën* un des plus habiles Médecins du siécle présent. Ce grand homme depuis six ans qu'il a mis en un usage non interrompu, reconnoît que c'est un des plus puissants secours que puisse fournir la médecine : & il dit expressément que quoiqu'ils s'en soit servi quelquefois sans succès, néanmoins il a souvent réussi dans d'autres cas où l'application des autres remedes ordinaires, n'avoit eu aucun avantage. Mais nous allons rapporter sommairement le resultat de ses observations sur ce sujet, tiré de son *Ratio medendi.*

Par rapport aux paralysies partielles il dit en particulier, que l'Electricité n'a jamais été suivie d'aucun accident: qu'une ou deux personnes, qui en cinq ou six mois n'en avoient reçu aucun soulagement, en en continuant l'usage plus long-tems, avoient été soulagées à la fin ; que quelques personnes en ayant quitté l'usage après en avoir tiré quelques soulagemens, avoient eu des rechutes, mais qu'en y revenant, elles avoient été guéries quoique plus lentement que d'abord. Il dit que quelques paralytiques qui en ont été guéris, portoient cette maladie depuis un, trois, six, neuf & même douze ans : mais qu'un ou deux de ces malades en ont tiré moins de soulagement & plus lentement, que lorsque la maladie étoit recente. Il ajoûte que dans quelques occasions des gens qui avoient une paralysie sur la langue, sur les yeux, sur les doigts, ou sur quelqu'autre membre, en avoient reçu un soulagement inespéré. La paralysie & le tremblement des membres quel qu'en fût la caufe, n'ont jamais réſiſté à l'Electricité, & il rapporte un exemple de cette eſpèce, où un malade attaqué d'une maladie de cette nature, fut guéri après avoir reçu dix commotions.

La maniere de *Haën*, eſt d'appliquer l'Electricité au moins pendant une demi-heure. Il paroît qu'il ne fait reſſentir que des commotions très-douces, & il joint à l'application de l'Electricité l'uſage d'autres remedes, qui néanmoins ſans elle n'auroient eu aucun effet.

La Danſe de Saint-Guy, ſelon lui, n'a jamais reſiſté au pouvoir de l'Electricité. Il a toujours obſervé qu'elle occaſionnoit un écoulement plus conſidérable des regles, & que dans le cas d'obſtruction, elle apportoit du ſoulagement. Mais par cette raiſon il croit qu'il n'eſt pas à propos de l'adminiſtrer à des femmes enceintes. Il en a reconnu les bons effets dans la furdité; mais fon application n'a été fuivie d'aucun fruit dans le cas d'une goutte ferene & d'une tumeur fcrophuleufe au cou.

Enfin il fait mention d'une obfervation remarquable qui lui a été communiquée par M. *Velfe*, Medecin à la Haye, fur la cure d'une apoplexie muqueufe, guérie par le moyen de l'Electricité.

Aux maladies dont nous avons fait mention en paffant, dans lefquelles l'Electricité peut être nuifible, on pourroit peut-être ajoûter la maladie vénérienne, dans laquelle felon M. *Veratti*, on doit éviter l'ufage de l'Electricité.

Nous concluons ce traité fur l'Electricité médicale en obfervant qu'il y a deux effets remarquables qu'elle produit fur le corps humain, dont il paroît que les Médecins doivent en particulier faire ufage. Elle augmente

gmente l'infenfible tranfpiration & la fecrétion des glandes. On produit le premier effet en électrifant fimplement le malade, & le fecond en tirant des étincelles des glandes, ou des parties qui leur font contiguës. Ces étincelles agiffent fur ces parties comme un *ftimulus*.

Linnæus a obfervé que fi l'on tire des étincelles de l'oreille, elles produifent à l'inftant une fecrétion plus abondante de la mucofité auriculaire. Il a auffi remarqué que lorfqu'on en tire des yeux ou des parties adjacentes, les larmes coulent plus abondamment. Mais une remarque des plus fingulieres qu'on ait faite à ce fujet, c'eft que l'Electricité favorife la fecrétion de cette matiere qui forme les cheveux, de maniere que par fon moyen les cheveux font revenus fur une partie qui étoit chauve depuis long-temps.

A a

Jusqu'à présent la maniere dont on s'eſt ſervi de l'Electricité pour la cure des maladies, a été de tirer des étincelles, ou de donner des commotions. Mais ces deux opérations ſont violentes, & quoique les commotions puiſſent être utiles en certains cas, elles peuvent être nuiſibles en d'autres ou l'on pourroit retirer quelqu'utilité d'une ſimple *électriſation*.

La plus grande objection que l'on puiſſe faire contre cette méthode, eſt la difficulté de l'employer. Mais ne pourroit-on pas monter une eſpèce de moulin électrique, qui iroit continuellement par le moyen de l'eau ou du vent? On annexeroit à ce moulin une chambre dans laquelle on pratiquoit un plancher élevé ſur des ſubſtances électriſibles. Le malade pourroit reſter aſſis, lire, deſſiner, & même ſe promener pendant qu'on l'électriſeroit. Il ſeroit à ſouhaiter que

quelque Médecin habile se munit
d'une pareille machine. Il n'y auroit
aucun accident à craindre d'une pareille maniere d'électrifer, & probablement on en retireroit de grands
avantages. Il seroit certainement plus
honorable pour la médecine, que
cette pratique s'introduisît ainsi, que
si on la laisse entre les mains de quelque riche valetudinaire qui se mettra
en tête que cette opération peut lui
être utile (*a*).

(*a*) Cette piece, ainsi que l'observation
de la page 35, sont extraites du Journal
œconomique.

F I N.

TABLE
DES MATIERES.

A.

*A*E c e a connu les mauvaifes qualités du plomb & de fes préparations. Sa méthode dans ce cas, *page* 239

B.

C.

D.

F.

Haly-Abbas a connu la colique métallique,
                               241

M.

O.

P.

R.

Bb ij

F I N de la Table des matieres.

PRIVILEGE DU ROI.

LOUIS, par la grace de Dieu, Roi de France & de Navarre, à nos amés & féaux Conseillers les Gens tenans nos Cours de Parlement, Maîtres des Requêtes ordinaires de notre Hôtel, Grand-Conseil, Prevôt de Paris, Baillifs, Sénéchaux, leurs Lieutenans Civils & autres nos Justiciers qu'il appartiendra, SALUT. Notre amée *la Veuve D'HOURY, Libraire-Imprimeur de Monseigneur le Duc d'Orléans,* nous a fait exposer qu'elle désiroit faire imprimer & donner au Public un Ouvrage intitulé : *CONJECTURES SUR L'ÉLECTRICITE' MEDICALE,* &c. par M. GARDANE, Docteur-Régent de la Faculté de Medecine de Paris, s'il nous plaisoit lui accorder nos Lettres de privilege pour ce nécessaiies. A CES CAUSES, voulant favorablement traiter l'Expofante, nous lui avons permis & permettons par ces Préfentes, de faire imprimer ledit Ouvrage autant de fois que bon lui femblera, & de le faire vendre & débiter par-tout notre Royaume pendant le temps de neuf années confécutives, à compter du jour de la date des Préfentes. Faifons défenfes à tous Imprimeurs, Librai-res, & autres perfonnes de quelque qualité & condition qu'elles foient, d'en introduire d'impreffion étrangere dans aucun lieu de notre obéiffance ; comme auffi, d'impri-mer, ou faire imprimer, vendre, faire ven-dre, débiter, ni contrefaire ledit Ouvrage, ni d'en faire aucun extrait fous quelque pré-texte que ce puiffe être, fans la permiffion expreffe & par écrit de ladite Expofante, ou de ceux qui auront droit d'elle, à peine de confifcation des Exemplaires contrefaits, de trois mille livres d'amende contre chacun des contrevenans, dont un tiers à Nous, un tiers à l'Hôtel-Dieu de Paris, & l'autre tiers à la-dite Expofante, ou à celui qui aura droit d'elle, & de tous dépens, dommages & interêts ; à la charge que ces Prefentes fe-ront enregiftrées tout au long fur le regiftre de la Communauté des Imprimeurs & Librai-res de Paris, dans trois mois de la date d'icelles ; que l'impreffion dudit Ouvrage fera faite dans notre Royaume, & non ailleurs, en beau papier & beaux carac-teres, conformément aux Réglemens de la Librairie, & notamment à celui du 10 Avril

1725 ; à peine de déchéance du preſent privilege ; qu'avant de l'expoſer en vente , le Ma-
nuſcrit qui aura ſervi de copie à l'impreſſion
dudit Ouvrage , ſera remis dans le même
état où l'approbation y aura été donnée , ès
mains de notre très-cher & féal Chevalier ,
Chancelier de France , le ſieur de Lamoignon , & qu'il en ſera enſuite remis deux
exemplaires dans notre bibliotheque publi-
que , un dans celle de notre Château du Lou-
vre , un dans celle dudit ſieur de Lamoignon,
& un dans celle de notre très-cher & féal
Chevalier , Vice-Chancelier , & Garde des
Sceaux de France , le ſieur de Maupeou , le
tout à peine de nullité des Préſentes du contenu deſquelles vous mandons & enjoignons
de faire jouir ladite Expoſante & ſes ayant
cauſe pleinement & paiſiblement , ſans ſouf-
frir qu'il leur ſoit fait aucun trouble ou em-
pêchement : Voulons que la copie des Préſentes qui ſera imprimée tout au long , au
commencement ou à la fin dudit Ouvrage ,
ſoit tenue pour dûement ſignifiée , & qu'aux
copies collationnées par l'un de nos amés &
féaux Conſeillers , Secretaires , foi ſoit
ajoûtée comme à l'original. Commandons
au premier notre Huiſſier on Sergent ſur ce
requis , de faire pour l'exécution d'icelles
tous actes requis & néceſſaires ſans demander autre permiſſion , & nonobſtant clameur
de Haro , Charte Normande , & Lettres à
ce contraires ; CAR tel eſt notre plaiſir.
DONNÉ à Fontainebleau le quatorziéme
jour d'Octobre l'an de grace mil ſept cent
ſoixante-

soixante-sept, & de notre regne le cin-
quante-troisiéme. Par le Roi en son Conseil.
Signé, LEBEGUE.

Regiftré fur le Regiftre XVII. *de la Chambre Royale*
& Syndicale des Libraires & Imprimeurs de Paris, N°.
1580, fol. *307, conformément au Reglement de 1723.*
A Paris, ce 15 Octobre 1767. GANEAU, *Syndic.*

[Cc